bebê orgânico

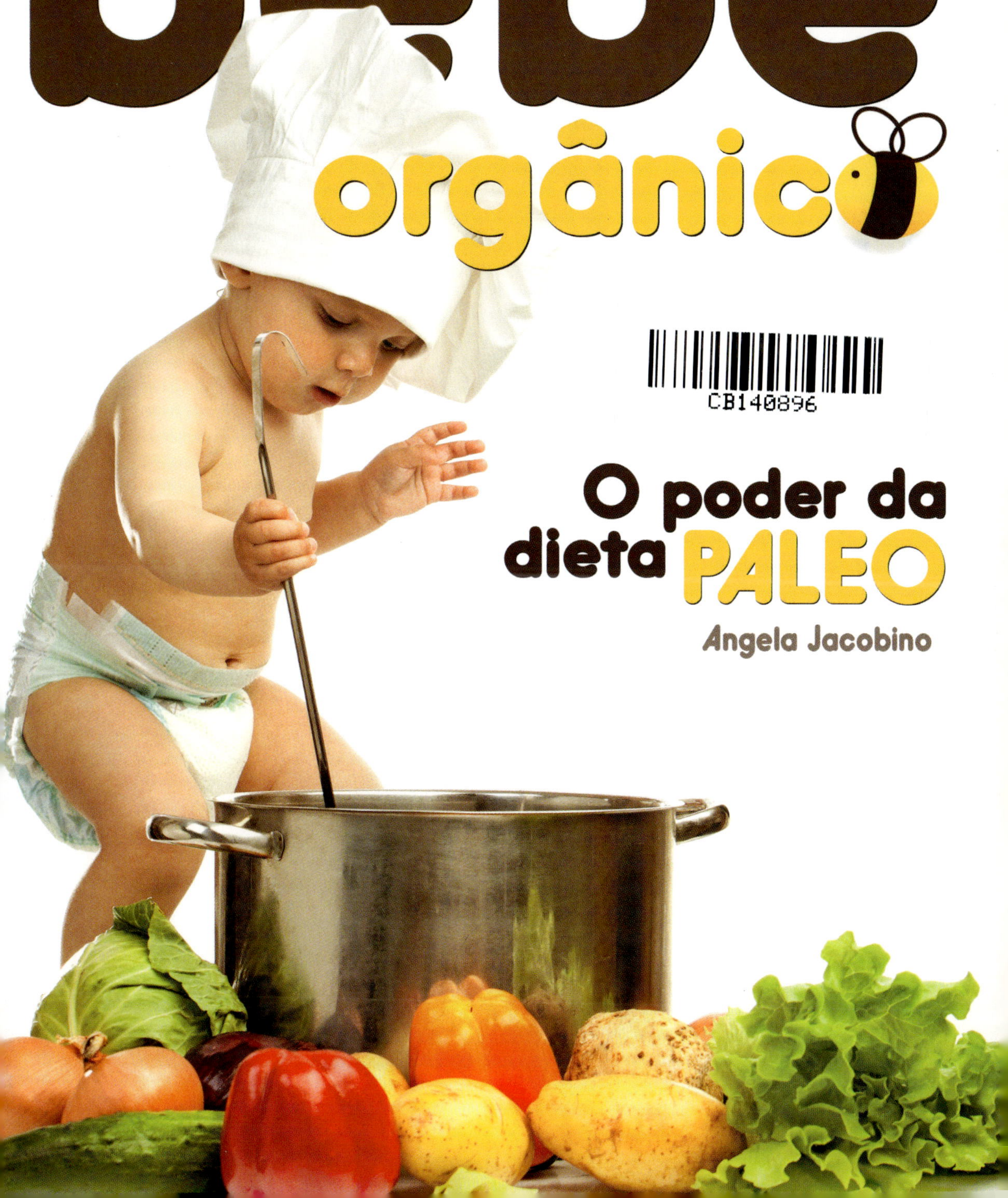

O poder da dieta PALEO

Angela Jacobino

"Inicialmente desacreditada, a Dieta Paleo vem conquistando cada vez mais adeptos pela simplicidade revolucionária de suas propostas."

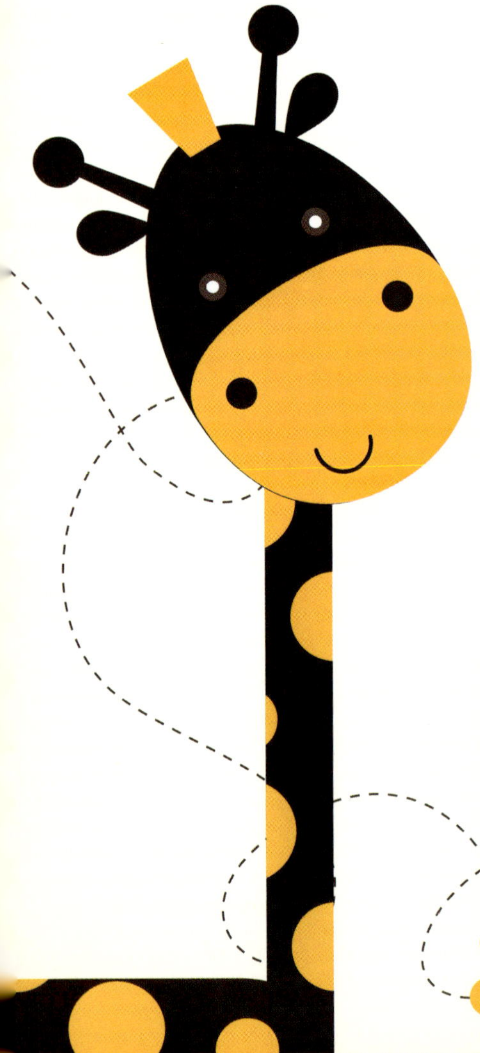

índice

editorial

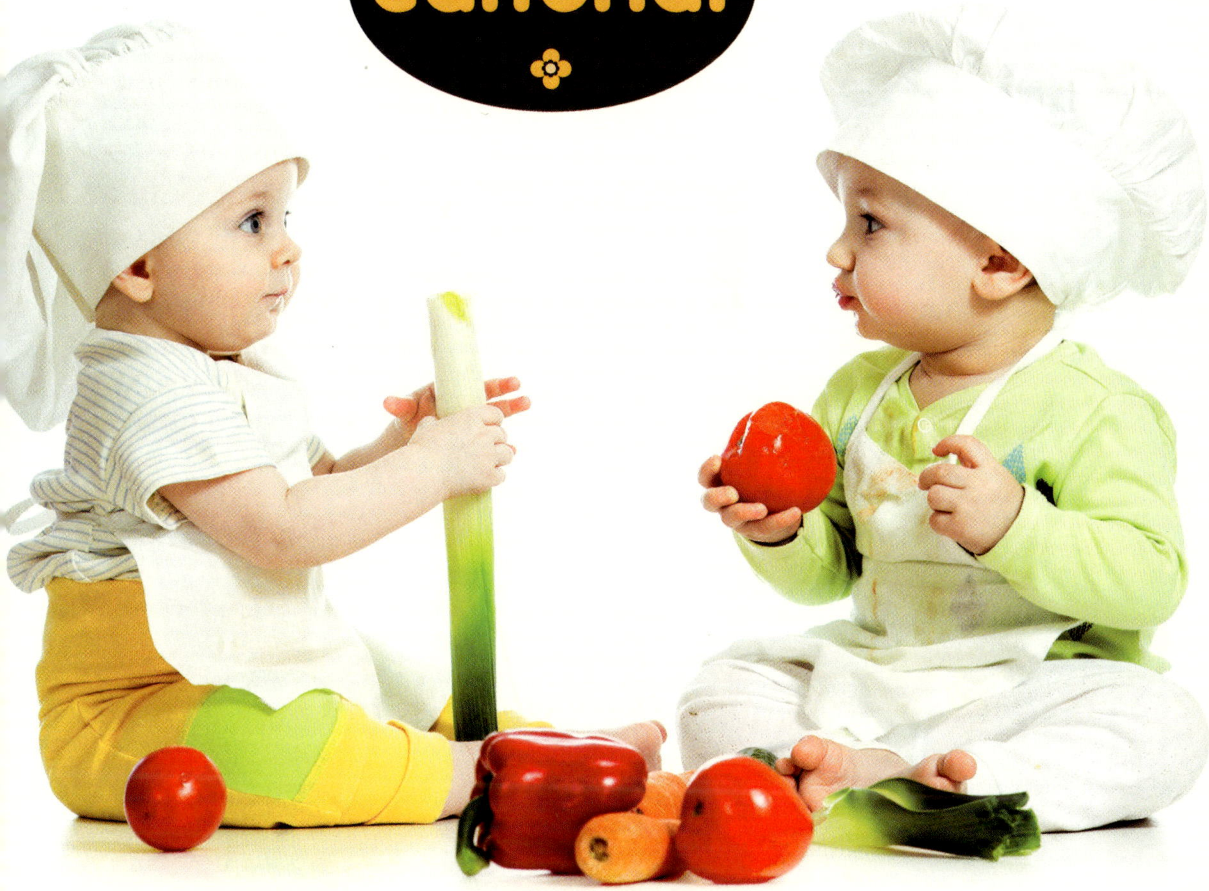

A Dieta Paleo vem obtendo aprovação de nutricionistas e demais especialistas em alimentação por sua simplicidade e eficácia.

A Dieta Paleo não é exatamente uma novidade – ela surgiu nos EUA na década de 1970, e no início andou desacreditada por propor aquilo que as outras dietas condenavam e também por confrontar crenças errôneas sobre alimentação vastamente arraigadas.

Com o tempo, aprendemos que a Dieta Paleo, entre as dietas modernas, é a que mais se assemelha à alimentação adotada pelos nossos ancestrais durante milênios. Sendo a espécie humana a mais bem-sucedida dentre todas as criaturas, é razoável crer que a dieta dos nossos antepassados tem tudo a ver com esse sucesso.

> *"Nada em nutrição faz sentido se não for iluminado à luz da evolução."*
>
> **Sergio Veloso**

Por ser uma dieta ainda pouco conhecida no Brasil, **Bebê Orgânico** fala da Paleo como um todo, sobre o que ela significa como mudança radical nos hábitos alimentares, o que pode ou não ser consumido, para finalmente tratarmos da adaptação da Dieta Paleo para bebês, pensando na família que adotou ou pensa em adotar a dieta e como os pais devem proceder com seus filhos em relação à alimentação.

Boa leitura!

Angela Jacobino

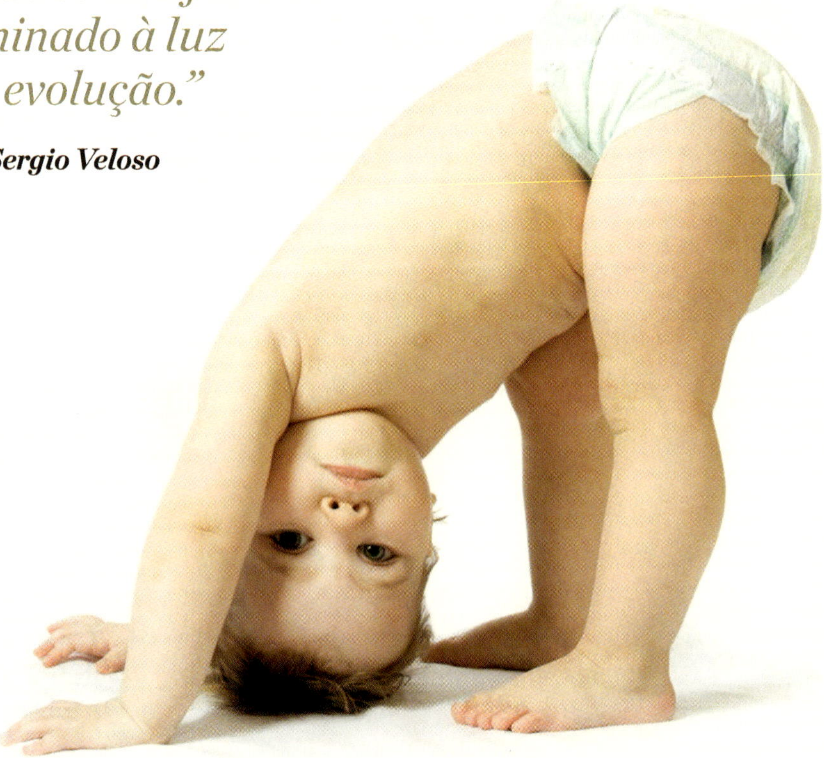

bebê orgânico

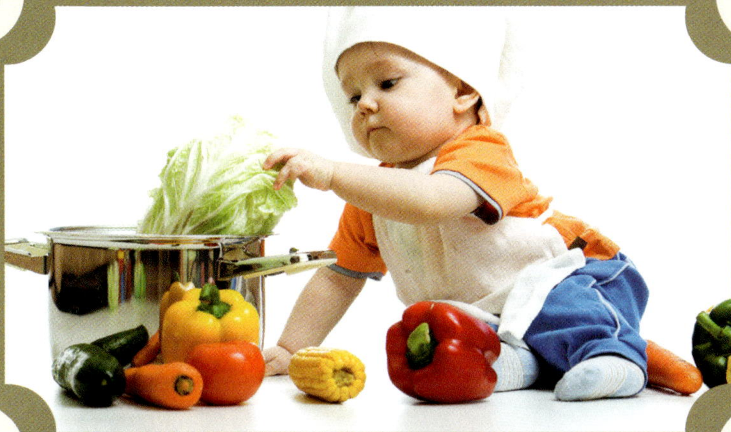

o que é a dieta paleo?

capítulo 1

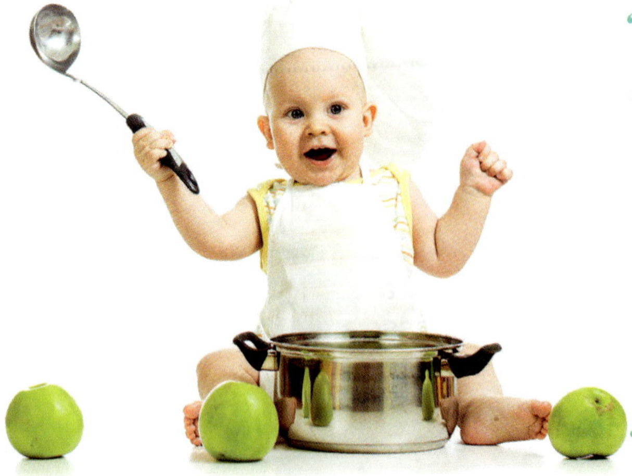

"A partir do minuto que seu filho nasce, você embarca em uma jornada nutricional que constrói a base para uma vida de saúde e bem-estar."

Com a obesidade infantil, que se tornou uma epidemia, é encorajador ver um aprofundamento na consciência e ações por parte dos novos pais. Quando tomamos decisões conscientes e saudáveis em relação à nutrição dos filhos – dos bebês, inclusive –, estamos ajudando a reverter a epidemia de obesidade para as gerações futuras[1].

Para abordar a curiosa Dieta Paleo, da qual muitos casais já são adeptos e que vem sendo introduzida precocemente na vida dos bebês, é interessante saber sua origem. Compreender seu conceito não leva somente a uma melhor compreensão sobre determinado hábito alimentar: trata-se também do entendimento de todo um novo estilo de vida.

Então vamos lá!

O que vem a ser a Dieta Paleo?

A Dieta Paleo, que também é conhecida pelo nome Dieta da Idade da Pedra, tem como fundamento seguir os padrões da era Paleolítica (paleozoica)[2]. A teoria é a de que o corpo contemporâneo do ser humano é o produto de milhões de anos de evolução, enquanto o domínio que passamos a ter sobre a agricultura é algo proporcional-

1 Lorrie Cordain, M.Ed., co-autor de *The Paleo Diet Cookbook.*

2 O Período Paleolítico é a era histórica mais extensa da humanidade: abrange por volta de três milhões de anos atrás até cerca de 10.000 a.C.; uma das grandes descobertas do Paleolítico foi a produção do fogo, tempo também em que os grupos humanos começaram a utilizar utensílios feitos de chifres de animais e de rochas para o desenvolvimento da caça.

mente recente, tendo ocorrido há apenas 10.000 anos[3].

O desenvolvimento da agricultura representa uma etapa fundamental na história da raça humana. Os grupos de homens tiveram a oportunidade de começar a se reunir em sociedades organizadas e a se fixar em locais que julgavam apropriados para viver; anteriormente, os homens eram obrigados a ter existências nômades, isto é, sempre se mudando para onde a caça e a pesca eram mais abundantes e colhendo alimentos encontrados naturalmente no meio ambiente. A partir do momento em que técnicas agropecuárias começaram a ser dominadas, as sociedades passaram a se desenvolver como consequência.

Mas o resultado dessa nova atividade não se limitou ao âmbito social; a alimentação do ser humano começou a mudar gradualmente, em especial quando esses grupos organizados passaram a criar certa dependência pelos cereais, que foram pouco a pouco substituindo o consumo de carne e vegetais frescos.

A estocagem de cereais – bem mais simples do que a de legumes, frutas, verduras e carnes – começou a ser feita em quantidades cada vez maiores e, em paralelo, veio o descobrimento do processo de fermentação, que passou a permitir que os homens fizessem o pão – o que mudou para sempre a cara da humanidade.

> *"A partir do momento em que técnicas agropecuárias começaram a ser dominadas, as sociedades passaram a se desenvolver como consequência."*

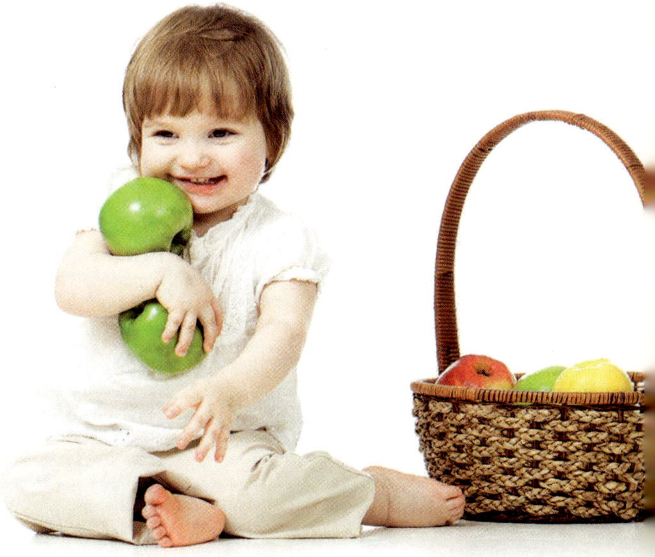

3 O advento da agricultura trouxe-nos batatas, leguminosas (ou seja, amendoim, feijão, grão, ervilhas, favas, lentilhas e soja), grãos (ou seja, milho, trigo, arroz, cevada, centeio e aveia) e alimentos processados (ou seja, açúcar, pão, bolos, bolachas, doces, álcool, etc.). Além disso, temos modificado as nossas plantas para produzirem frutos maiores e mais doces (maior teor de açúcar). (Copiado sem fonte de http://www.mitodascalorias.com/a-dieta-do-paleolitico/) http://paleodiet.com/

Como resultado, a base da nossa alimentação passou a ser outra; esse é um dos exemplos mais antigos do homem modificando o meio, adaptando-o aos seus propósitos. Em vez de contentar-se em consumir o que a natureza oferecia, os seres humanos de outrora decidiram moldar o meio de acordo com suas necessidades. Entretanto, ainda que este processo seja o início da civilização como a conhecemos hoje, reitera-se que ele é um movimento recente se comparado aos milhões de anos de desenvolvimento que haviam levado o organismo humano até o momento em que a espécie evoluísse sua mente o suficiente para dominar as técnicas de agricultura.

Com base nessa premissa, a Dieta Paleolítica é um plano nutricional baseado na dieta de nossos ancestrais – uma dieta cuja base é a proteína. Uma breve extrapolação de como era o mundo faz crer que o ser humano primitivo, há cerca de um milhão de anos, lutava com força e resistência para vencer os predadores do meio – que eram muitos. O homem de outrora, em contato direto com uma natureza que lhe era hostil, precisava estar no auge da sua forma física, tal qual uma fera selvagem do mundo contemporâneo (um leão ou um tigre, por exemplo); do contrário, não sobreviveria. Os seres humanos precisavam se manter saudáveis, fortes, magros, ágeis e com muita energia e disposição para enfrentar as adversidades.

> *"Nada em nutrição faz sentido se não for iluminado à luz da evolução."*
>
> *Sergio Veloso*[1]

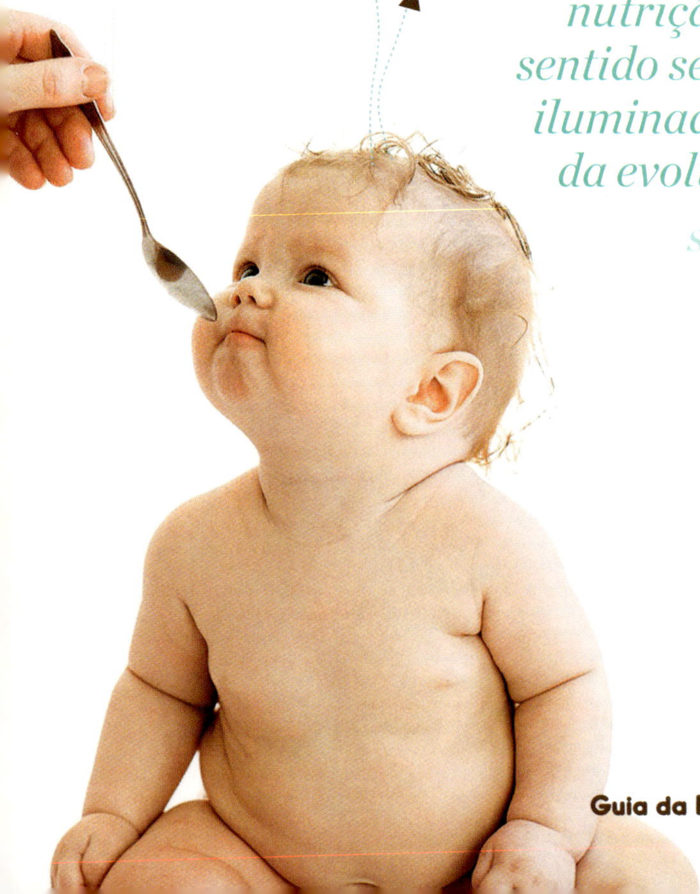

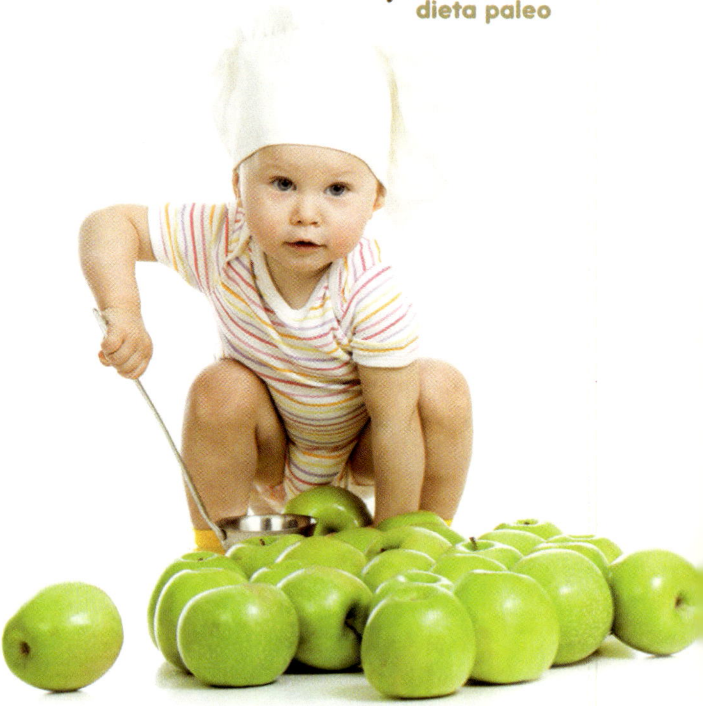

Dentro da proposta da Dieta Paleo, se aqueles homens eram tão fortes e resistentes quanto a estrutura do ser humano nos permite ser, então por que nós, pessoas contemporâneas, também não podemos ser iguais?

o homem de outrora

Como já foi dito, os grupos humanos que habitavam o planeta nesse período da história eram nômades, portanto deslocavam-se para regiões diversas e muitas vezes longínquas, fazendo uso dos recursos naturais encontrados à sua volta, como os frutos, principalmente os silvestres, e a carne obtida por meio da caça e da pesca. Os únicos documentos que temos referentes a esse período e o tipo de vida que esses povos levavam são as pinturas rupestres encontradas em cavernas; embora primitivas, elas retratam muito bem os costumes e o perfil dos homens da época.

Quando paramos para pensar no quão exigente deveria ser esse estilo de vida, em constante movimento, tendo-se que lutar dia após dia para conseguir o alimento vital, não podemos deixar de esboçar um sorriso e uma reverência para a vitalidade dos povos de outrora. Também é curioso refletir sobre como essas pessoas conseguiam a energia necessária para enfrentar as muitas dificuldades que faziam parte da vida do homem primitivo (como resistir aos ataques de predadores e enfrentar as agruras do clima) e também a resistência para percorrer a pé grandes distâncias, sem dispor de qualquer comodidade que exista hoje, como bons calçados. É preciso estar claro que, para o homem primitivo em contato direto com o meio, não passar de caçador a presa era necessário estar o tempo todo em boa forma física. O menor desleixo o tornaria mais vulnerável ainda às agruras do meio.

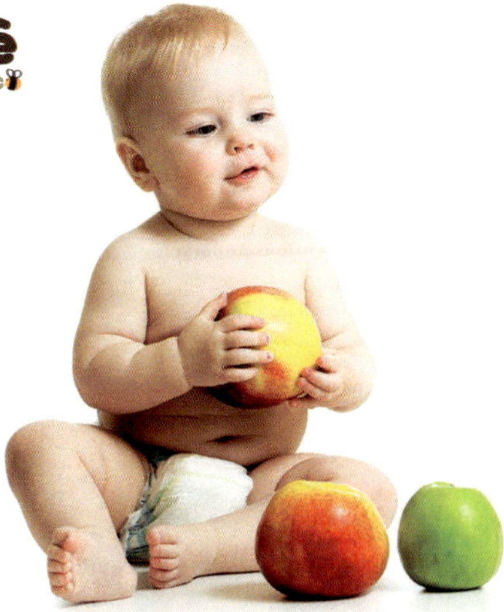

Na verdade, a primeira grande descoberta do homem primitivo foi o uso do fogo. O fogo contribuiu como um poderoso instrumento para que os homens pré-históricos alcançassem melhores condições de sobrevivência mediante as severas condições climáticas. O domínio sobre o fogo permitiu que os homens pudessem enfrentar seus predadores de forma um pouco mais equilibrada e também modificou os hábitos alimentares humanos, com a introdução da caça e vegetais cozidos.

"O Paleolítico foi muito provavelmente o período da História com a dieta mais saudável e rica."[4]

gênese de uma dieta

Ao contrário do que o leitor possa pensar, a Dieta Paleo não é um movimento da moda; pelo contrário, ela é um conceito bastante antigo, que obteve certa notoriedade principalmente em meados da década de 1970, por conta de um livro da autoria de Walter Voegtlin[5] chamado *A dieta da Idade da Pedra*. De acordo com o autor, imitando os hábitos alimentares dos povos antigos, o homem moderno poderá se beneficiar de forma a obter um corpo mais magro e mais disposto, devido ao alto teor de proteína e à baixa ingestão de carboidratos dos alimentos.

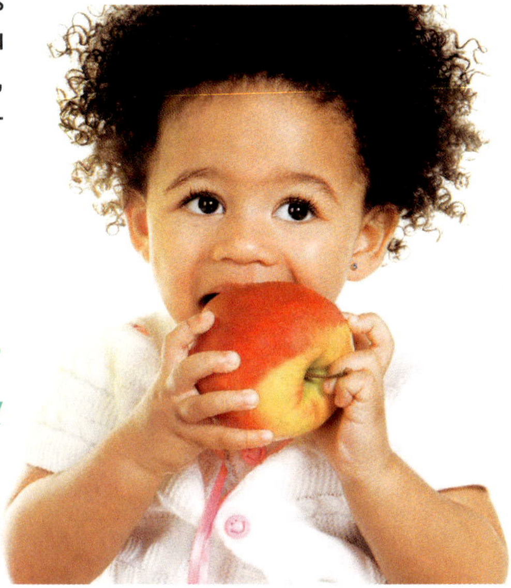

4 http://www.fat-new-world.com.
5 Walter L. Voegtlin, gastroenterologista, publicou o livro *The stone age diet: Based on in-depth studies of human ecology and the diet of man*, Vantage Press, 1975.

> *"Se este livro deve ser dedicado a alguém, deve ser ao homem ocasional, mulher ou criança que ainda consiga resistir à autoridade especiosa de comerciantes de alimentos, suas propagandas pródigas e comerciais de televisão espetaculares, e manter independência intelectual suficiente para pensar por conta própria."*
>
> *Walter L. Voegtlin (A Dieta da Idade da Pedra, 1975)*

curiosidade

As dietas ocidentais atuais apresentam, em vias gerais, uma relação de nutrientes que pode ser resumida a 50% de hidratos de carbono, 35% de gordura e 15% de proteína. Comparando esses números com os da Dieta Paleo, o consumo de proteína é de 35% e o de hidratos de carbono, no máximo de 30%. Isso significa que o consumo de açúcares refinados e de gorduras representa uma porção significativa na alimentação das sociedades modernas. Esses alimentos, embora estejam entre os preferidos de muita gente, são praticamente isentos de vitaminas e minerais, o que os coloca entre os mais prejudiciais.

Em suma, pode-se dizer que a Dieta Paleo é uma dieta muito simples, tão simples que não exige um regime nem que o indivíduo fique controlando todo o consumo diário de calorias. Basicamente, trata-se de comer corretamente e com qualidade. A Dieta Paleo evita alimentos que sejam prejudiciais à saúde do ser humano, como os industrializados, que obviamente não existiam no período paleolítico. Os carboidratos não são cortados por completo, uma vez que não se trata de um hábito alimentar radical; contudo, são consumidos com bastante cuidado, pois o exagero deles pode levar a uma série de complicações, que variam desde a simples obesidade até problemas de saúde sérios, como a tão temida diabetes.

o que comer na dieta paleo? quais são os alimentos permitidos nessa dieta?

A boa notícia para os carnívoros é que, na Dieta Paleo, não há restrições de quantidades de consumo de carnes, frangos, peixes, ovos, frutos do mar e folhas verdes. Hoje em dia, especialistas perceberam que a dieta das pessoas estava tão carente de proteínas que surgiram os complementos alimentares, cujo consumo foi adotado por milhares de pessoas em todo o mundo. Mas, uma vez que alimentos processados também não existiam no passado, o consumo de proteínas é irrestrito.

> *"Sempre procure selecionar os cortes mais magros de carne que puder encontrar."*

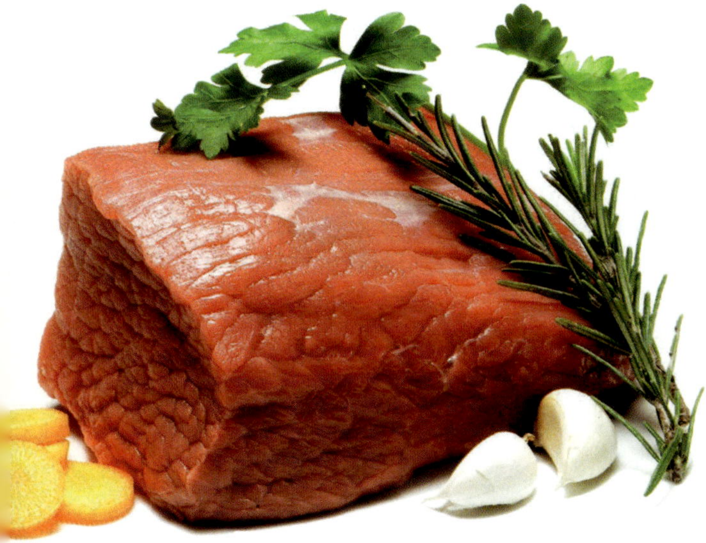

carnes

São a base da Dieta Paleo. As carnes magras são, em grande parte, o estilo de vida do homem no período paleolítico – e há muitos tipos delas que você pode consumir! Mas cabe aqui um aviso: o mundo mudou, de modo que as carnes de hoje não são saudáveis como eram as de antigamente, portanto a palavra "magra" é a chave para deixar a alimentação saudável. Os exemplos mais conhecidos de carnes magras são coxão duro, coxão mole, lagarto, patinho, alcatra, filé mignon e músculo. Para uma alimentação saudável, mantenha-se longe de carnes gordas, como picanha, patela, pescoço, acém e fraldinha.

Também é importante sempre procurar carnes de animais que tenham sido criados da forma mais saudável possível, cuja procedência possa ser atestada e comprovada, animais que tenham sido alimentados com capim, recebido um mínimo de hormônios e preferencialmente criados ao ar livre. É evidente que carnes desse tipo são mais caras, mas é uma situação em que o custo-benefício faz diferença. Seja qual for o caso, sempre procure selecionar os cortes mais magros de carne que você puder encontrar.

Aves também são consideradas carnes magras, como frango, peru e pato, mas o consumidor deve lembrar-se de não consumir a pele – altamente rica em gorduras. Além disso, não adianta consumir carnes magras se elas forem fritas em óleo; todo o objetivo de consumo saudável seria desperdiçado. Assim, deve-se prestar atenção à forma de preparo dos alimentos. Para maiores informações, veja as receitas no final deste livro.

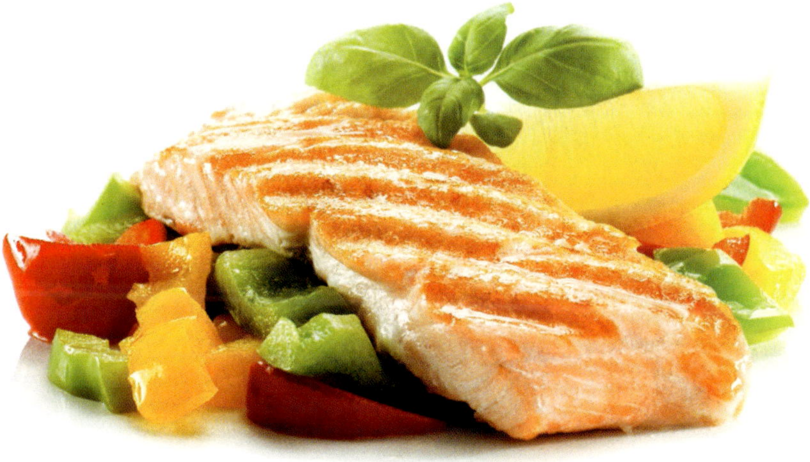

peixes

Coma peixe! Simples assim! Não há qualquer contraindicação quanto ao consumo de peixes. São alimentos ricos em vitaminas A, B, D e E, ômega 3, cálcio e ferro. Previnem a osteoporose, combatem a anemia, fazem bem para a pele e são altamente ricos em proteínas. Dê preferência aos peixes gordos (como bacalhau, atum e salmão) e de captura selvagem. Os peixes de aquacultura têm uma má alimentação; desse modo, se for possível, evite-os. Frutos do mar também são uma excelente escolha como fonte de proteínas. Mariscos, ostras, lulas, camarões, dentre outros, podem ser consumidos sem restrições (salvo por pessoas que tenham alergia a frutos do mar); contudo, novamente, dê preferência aos de captura selvagem, assim como os peixes.

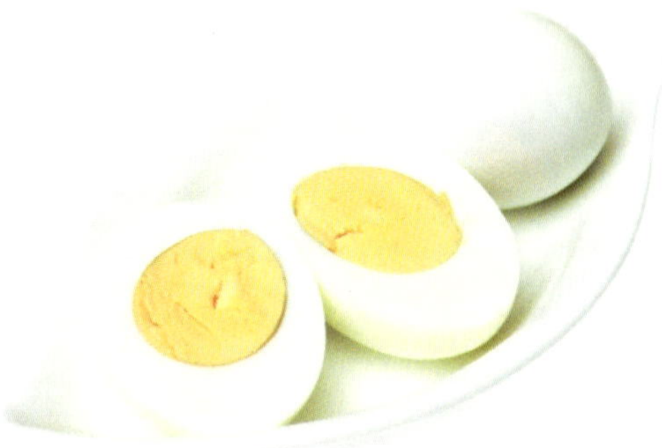

ovos

Dentro da filosofia da Dieta Paleo, simplesmente não há limite para a quantidade de ovos que deva ser consumida diariamente. Coma quantos ovos quiser, mas dê preferência aos ovos de granja, pois eles possuem menos hormônios. Atenção também ao modo de preparo; é evidente que ovos cozidos são mais saudáveis que ovos fritos.

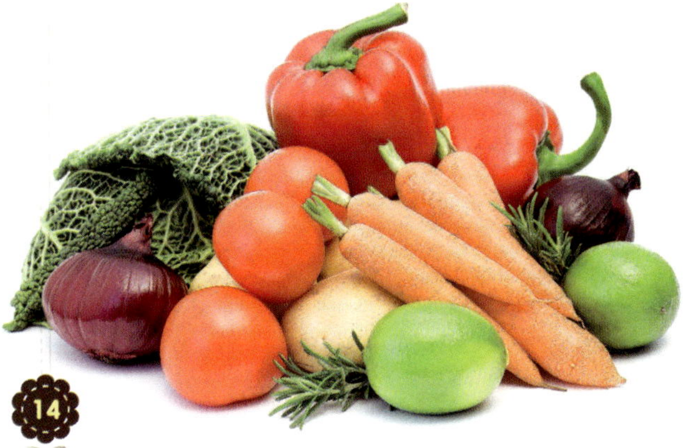

hortaliças

A maioria dos produtos hortícolas, frescos ou congelados e crus ou cozidos, é permitida dentro da Dieta Paleo, incluindo aspargos, brócolis, couve-flor, couve-de-bruxelas, alho, alho francês, aipo, alface, espinafres, cogumelos, cebolas, agrião e pimentão. Ou seja, tudo quanto é tipo de folha de planta, desde que seja comestível.

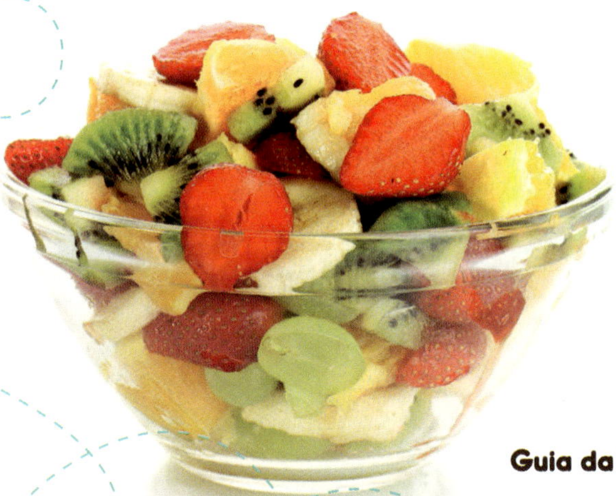

frutas

Há uma incrível variedade de frutas frescas disponíveis na Dieta Paleo. De forma geral, praticamente todas as frutas são permitidas, tais como: abacate, maçã, tomate, damasco, bananas maduras, coco, todas as bagas, cereja, frutas cítricas, pêssego, pera, frutas tropicais e uvas. Uma dica, porém, é que, se o indivíduo estiver em busca de perder peso, não deve abusar das frutas, por causa da frutose. Uma por dia é suficiente.

nozes

A maioria das sementes do tipo noz é comestível. Amêndoas, castanhas-do-pará, macadâmias, avelãs e nozes são permitidas. Não esqueça que o amendoim não é tecnicamente uma noz, mas sim um feijão. A castanha-de-caju em forma bruta contém uma toxina e, portanto, não é permitida dentro dos preceitos da Dieta Paleo e, mesmo depois de ter sido processada, deve ser consumida com cuidado.

curiosidade

Na castanha-de-caju, a substância existente é o óleo urushiol, e, nas amêndoas, principalmente as mais amargas, é o ácido cianídrico, também presente na mandioca brava e em sementes de frutas, como damasco, cereja, ameixa e maçã. Para evitar intoxicações, é importante torrar ou cozinhar esses alimentos, para desativar sua toxicidade[6].

6 http://ambientalsustentavel.org

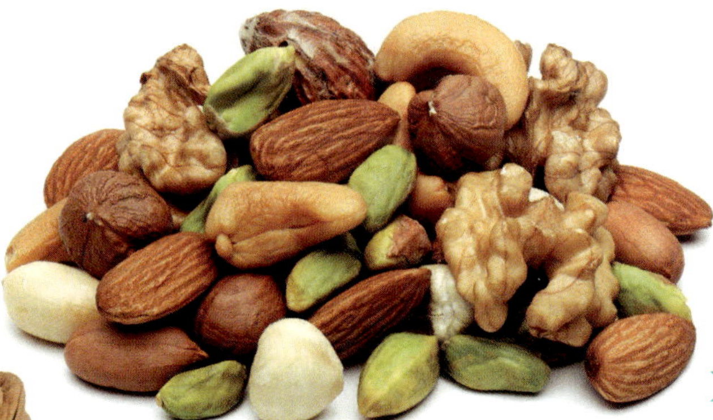

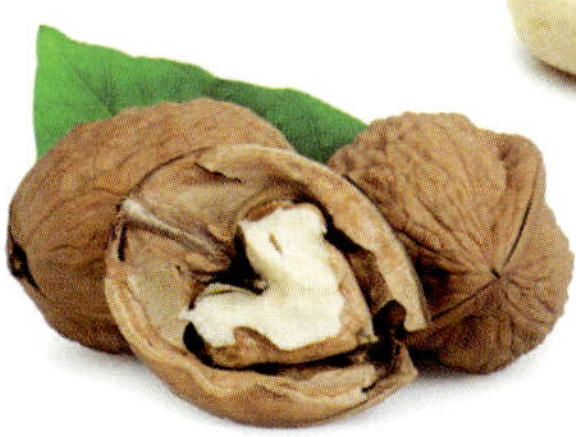

"Os adeptos da Dieta Paleo procuram comer alimentos de uma forma semelhante à forma como os nossos antepassados pré-agrícolas comiam."

Há outros alimentos que também fazem parte da lista dos permitidos da Dieta Paleo, como banha, azeite, óleo de coco, chá, mostarda e sumos com polpa e sem aditivos. Resista à tentação de adicionar molhos ou condimentos nos seus alimentos, pois a adição ou quantidade errada pode tirar todos os benefícios deles. Se julgar indispensável temperar seus alimentos, faça-o sempre de maneira mais natural e, se possível, busque evitar o sal, por ser um produto refinado. Quando necessário, adicione o mínimo possível, apenas uma pitada.

Cebola, salsinha, alho, ervas e cebolinha são temperos bem-vindos, também nas papinhas dos bebês, principalmente se usados frescos. Muitos adeptos da Dieta Paleo preferem cultivar essas ervas em casa a comprá-las nos supermercados.

Os carboidratos, como mencionado anteriormente, não são proibidos, mas devem ser comidos em quantidade inferior à defendida pelas dietas convencionais. Como exemplos de alimentos ricos em carboidratos podemos citar arroz integral, batata, tapioca, beterraba, batata-doce, leite de coco e diversos legumes.

> *"Evite o sal, por ser um produto refinado; quando necessário, adicione apenas uma pitada."*

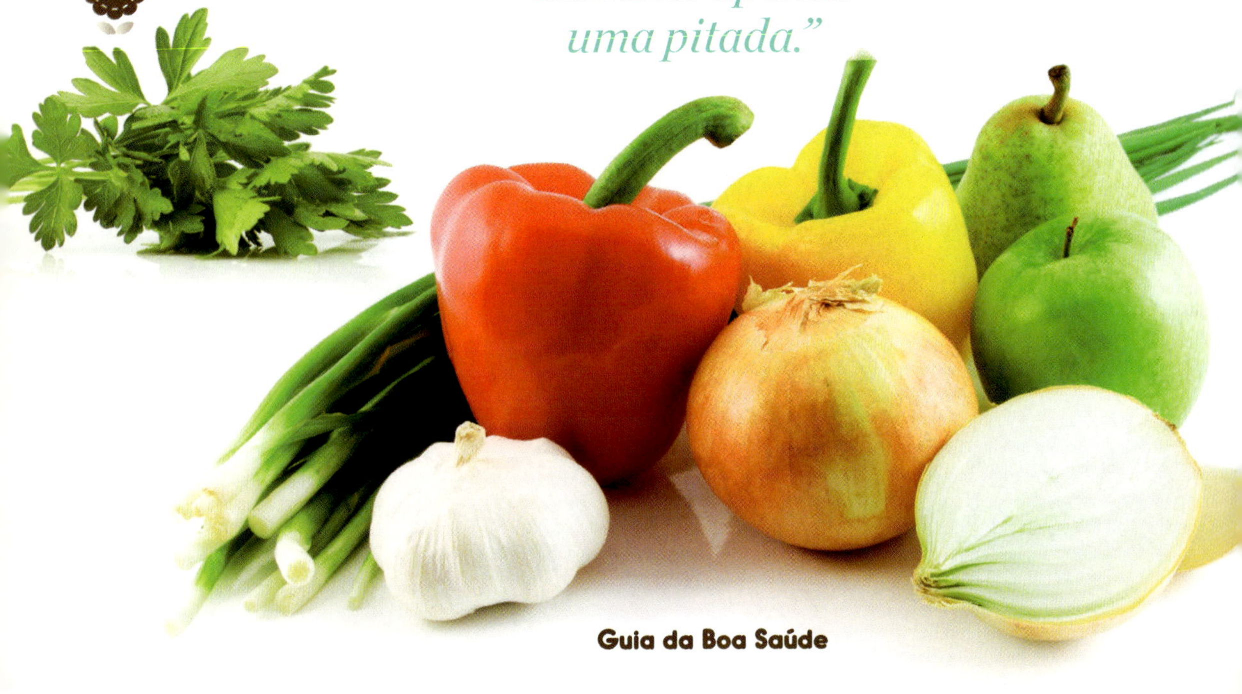

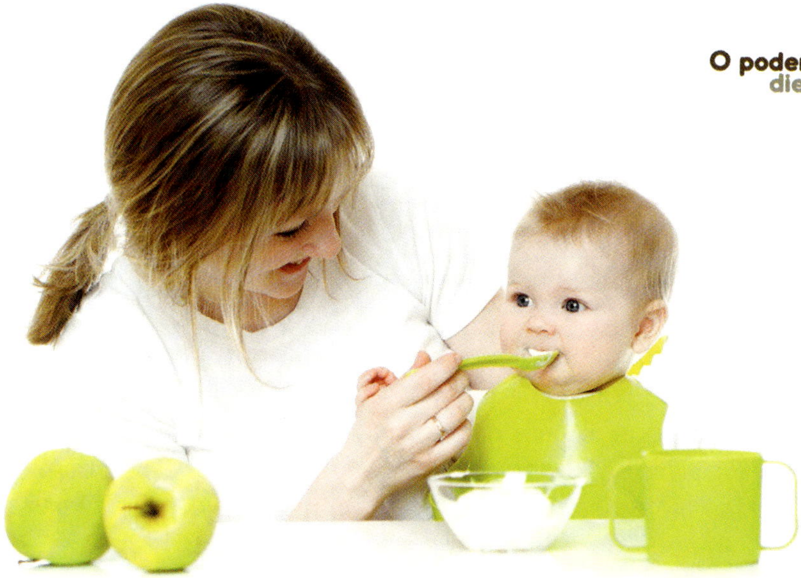

quando comer?

A Dieta Paleo também se preocupa com a frequência do consumo dos alimentos. Consumir cinco ou seis refeições diárias, como é defendido por várias dietas contemporâneas, não faz parte do pensamento Paleo, que defende o consumo tradicional de três refeições diárias.

Hoje em dia, os alimentos são extremamente acessíveis; é quase impossível cruzar meia dúzia de esquinas numa cidade sem encontrar algo para consumir em troca de alguns trocados. No passado, contudo, à moda dos animais selvagens da atualidade, o ser humano ficava longos períodos sem comer. Esses "jejuns" forçados trazem ao corpo uma nova qualidade, uma nova forma de processar os alimentos sem desperdício e geram um estado de alerta que não pode ser obtido quando o indivíduo está bem nutrido 100% de seu tempo. Assim, dentro da filosofia da Dieta Paleo, existe o jejum de 24 horas.

O jejum pode ser iniciado a qualquer momento, em qualquer dia que o adepto queira. É bastante simples, já que o nome é autoexplicativo; se o indivíduo decide iniciar o jejum após um almoço, às 13 horas, deve aguardar até as 13 horas do dia seguinte até consumir a próxima refeição. Durante esse período, consuma apenas água gelada.

Muitas pessoas, ao sentirem o vazio no estômago causado pela falta de comida, entram em pânico e desistem. Esse é o ponto mais importante: manter a calma. Ninguém morrerá por ficar 24 horas sem comida, mas uma dica é fazer "treinamentos" para o jejum, começando com período de oito horas, que se estendam a dezesseis, até que o indivíduo consiga fazer o ciclo completo.

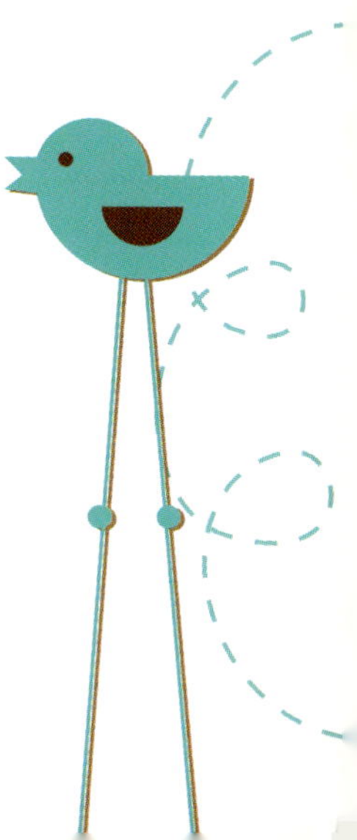

o que não se deve comer na dieta paleo? quais os alimentos considerados proibidos?

Nesta dieta, deve-se evitar o consumo de grãos de trigo, soja, feijão e seus derivados. Embora essa diretriz contradiga parte das dietas habituais, há uma justificativa para tanto: o corpo humano tem dificuldade em lidar com o aumento de açúcar no sangue e muitos grãos contêm produtos químicos que causam inflamação no corpo. Além disso, a maioria dos grãos hoje é altamente processada. Acredita-se que grande parte das doenças autoimunes – que, de acordo com o Instituto Nacional de Saúde dos EUA, afetam mais de três milhões de pessoas todos os anos naquele país – é causada pelo consumo de alimentos inapropriados. Ao cortar diversos tipos de alimentos do cardápio das pessoas, a Dieta Paleo visa justamente inibir esses males.

"Acredita-se que grande parte das doenças autoimunes é causada pelo consumo de alimentos inapropriados."

Os lacticínios, cereais, açúcares refinados e óleos vegetais processados representam mais de 2/3 da dieta moderna nos países ocidentais; no entanto, esses alimentos não tinham qualquer relevância para a dieta ancestral. As alergias, tão comuns nos dias atuais, muito frequentemente estão associadas ao consumo de leite e seus derivados e de cereais, o que muitos especialistas atribuem ao fato de o corpo do ser humano ainda não estar plenamente adaptado a estes alimentos, posto que sua introdução no nosso cardápio é relativamente recente e foi feita de forma abrupta.

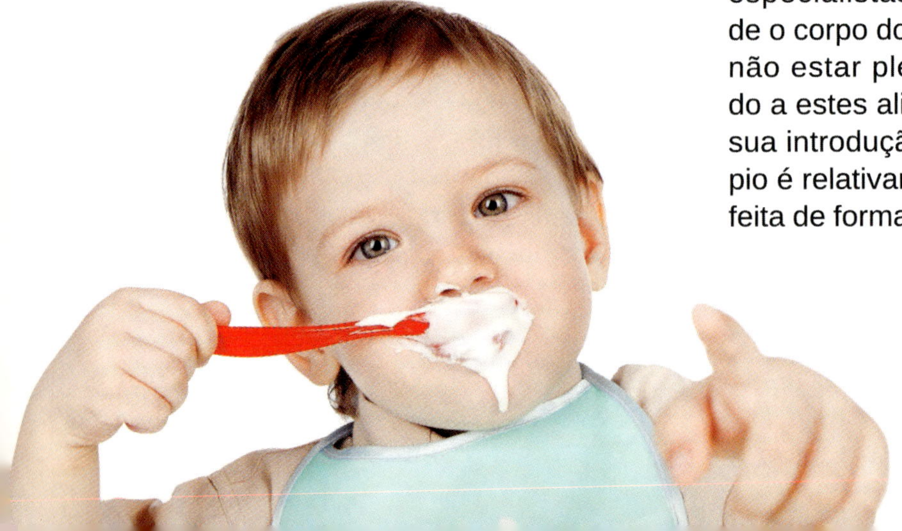

não coma laticínios

O leite e seus derivados não fazem parte da Dieta Paleo. As únicas exceções são os bebês, que devem consumir o leite materno durante o período de amamentação, e os jovens, cujo consumo moderado é permitido até que a formação dos ossos esteja completa. Salvo esses dois casos, o consumo do leite está vetado. Na verdade, uma curiosidade é que, dentro da natureza, o homem é o único animal que continua a beber leite mesmo após ter ficado adulto. Trata-se de um indício de que o consumo de laticínios não é apropriado para a saúde. A Dieta Paleo também recomenda retirar do cardápio os derivados do leite, como manteiga, queijos e iogurte.

curiosidade

O leite é um alimento foco de um intenso debate e crítica. É sempre interessante lembrar que o consumo de leite proveniente de outros mamíferos, como as vacas e cabras, não era possível antes da domesticação desses animais[7]. As razões são óbvias, já que um animal selvagem jamais se deixaria ordenhar. As primeiras evidências do consumo de leite datam de 6.000 anos atrás; portanto, pode-se afirmar que o consumo dos lacticínios é algo relativamente recente na dieta humana. Isso explica a prevalência de intolerância à lactose que parte da população possui.

7 Das inúmeras espécies animais selvagens, apenas 50 foram domesticadas e com uma importância diferencial entre regiões.

dicas da dieta paleo

- Beba muita água
- Diga não aos refrigerantes
- Sucos devem ser bebidos sem adição de processados, como açúcar e adoçantes
- Não consuma bebidas alcoólicas
- Não consuma leite e seus derivados
- Tome cuidado com a forma de preparo dos alimentos
- Dê preferência a alimentos crus

> *"Lembre: tudo deve ser o mais natural, mais primitivo possível, focando apenas em gorduras que sejam consideradas boas."*[8]

8 http://www.eall.com.br/paleo/author/admin/

"Essa rotina alimentar pode trazer diversos benefícios à saúde, pois, além de não ingerirmos os aditivos alimentares que sobrecarregam o organismo com toxinas, eliminamos o consumo excessivo de gorduras trans, carboidratos refinados e alimentos que podem causar alergias. Isso sem contar o fato de que tais alimentos alcalinizam o pH do sangue, melhorando a absorção dos nutrientes no corpo", explica a nutricionista funcional Andréa Santa Rosa.

"A Paleo ganhou tanta projeção nos últimos anos que na livraria on-line Amazon há atualmente mais de 2 mil títulos sobre a dieta; existe também uma revista mensal, Paleo Magazine, editada nos EUA."

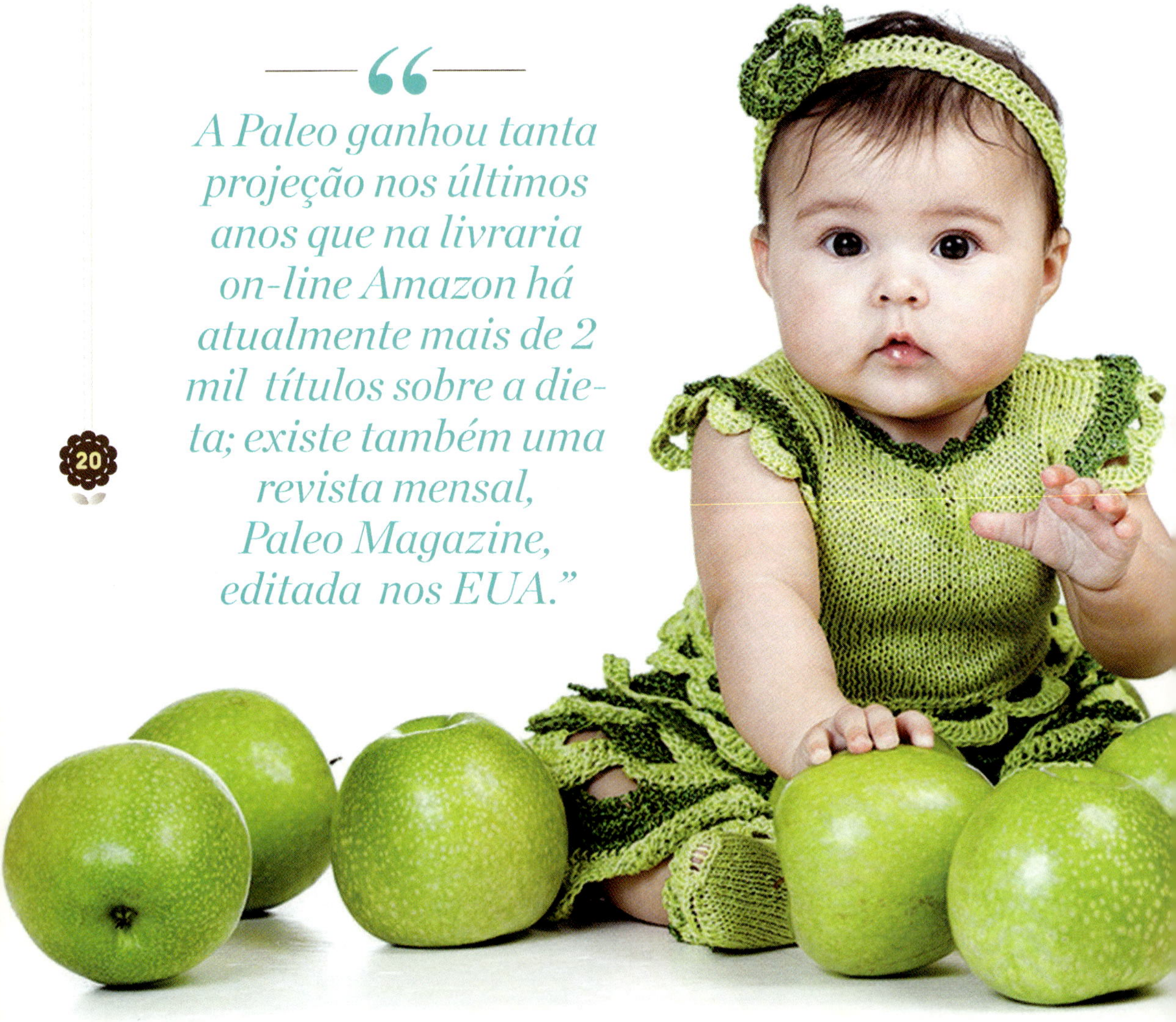

bebê orgânico

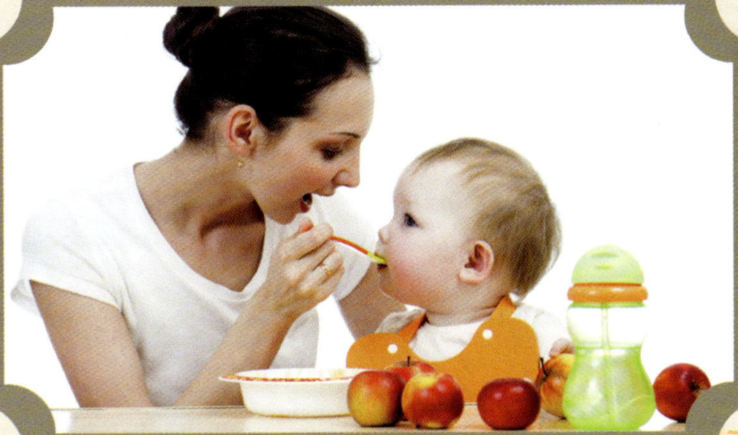

lista de alimentos da dieta paleo

capítulo 2

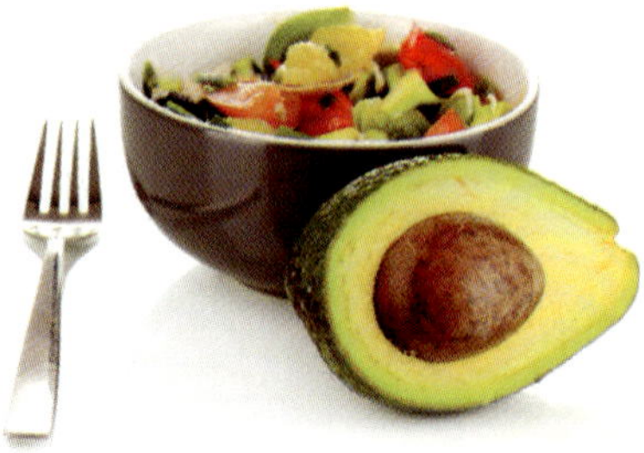

Sendo a Dieta Paleo quase uma novidade, existem muitas dúvidas do que pode ou não ser consumido pelas pessoas que a adotam. Esta é a lista completa de alimentos Paleo – nela, você vai saber de todas as carnes, vegetais, frutas, sementes, nozes e óleos permitidos e proibidos.

Para uma rápida consulta e ficar sabendo o que "pode comer" e o que "não pode comer" veja nossa tabela de referências a seguir.

pode comer	não pode comer
Carnes de animais alimentados com capim	Grãos de cereais
Peixes e frutos do mar	Leguminosas (incluindo amendoins)
Ovos	Laticínios
Nozes	Açúcar refinado
Sementes	Batatas
Óleos saudáveis (oliva, nozes, linhaça, macadâmia, abacate, coco)	Alimentos excessivamente salgados
	Óleos vegetais refinados
	Doces / *junk food* / Alimentos processados
	Alimentos industrializados

Se você tiver mais dúvidas sobre alimentos específicos, incluímos, a seguir, uma lista abrangente de alimentos da Dieta Paleo – fornecemos uma lista dos alimentos **que são permitidos** e uma lista dos alimentos **não permitidos** na Dieta Paleo.

Organizamos a lista em grupos de alimentos específicos, assim você pode ver quais carnes, legumes, frutas, nozes e gorduras estão na Dieta Paleo e quais não estão.

dieta paleo carnes

Por definição, quase todas as carnes não permitidas na Dieta Paleo. Claro, você deve ficar longe de carnes altamente processadas e aquelas que são muito ricas em gorduras (coisas como salsichas e outras carnes de baixa qualidade), mas, sendo carne, quase certamente é Paleo (e, sim, isso significa que você pode comer bacon). Segue a lista.

- Asas de frango
- Aves de criação
- Avestruz
- Bacon
- Bife
- Cabra
- Camarão
- Carne moída
- Charque
- Codorna
- Coelho
- Costeletas de cordeiro
- Costeletas de porco
- Coxa de frango
- Faisão
- Javali
- Lagosta
- Lombo de porco
- Ovos (de pata, galinha ou gansa)
- Pato
- Pé de galinha
- Peito de frango
- Peru
- Porco
- Salmão
- Vitela magra

dicas para escolher carnes

O grupo das carnes inclui as vermelhas, frango, peixes e carnes suínas. As vermelhas tendem a ser mais gordurosas comparadas às outras, por isso a opção pelas mais magras, menos calóricas. É o grupo de alimentos mais importante, fornecedor de proteínas, encontrados na pirâmide alimentar. Algumas simples medidas são ótimas para que o consumo deste grupo seja feito de forma mais saudável.

1. Retire a gordura aparente da carne
2. Consuma frango semanalmente, sempre retirando a pele
3. Consuma 350 g de peixe por semana
4. Evite as frituras e empanados; opte pelas formas assadas, cozidas ou grelhadas

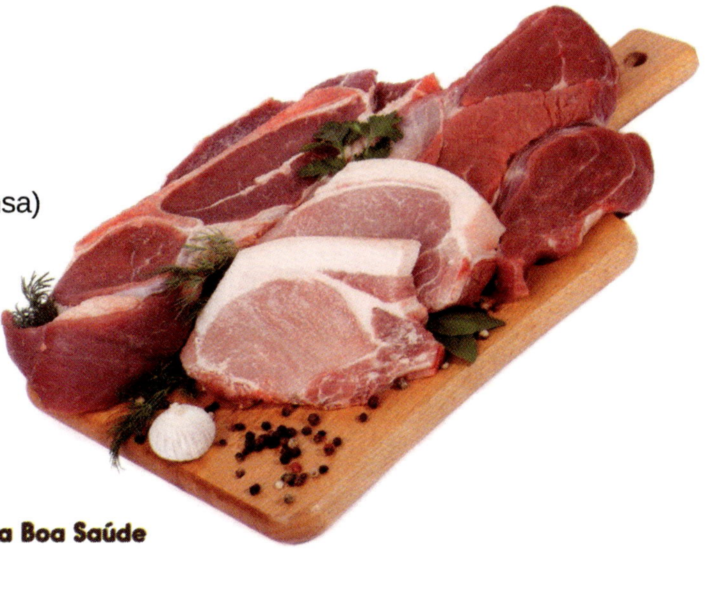

dieta paleo peixes

Os peixes de água salgada ou doce são definitivamente perfeitos para a Dieta Paleo; eles são repletos de coisas boas para a saúde, como o ômega-3. Praticamente, se o bicho nada e tem barbatanas, é, definitivamente, Paleo! Pode consumir!

- Atum
- Cavalinha
- Lambari
- Linguado
- Peixe-espada
- Pintado
- Salmão
- Sardinha
- Tilápia
- Truta
- Tubarão

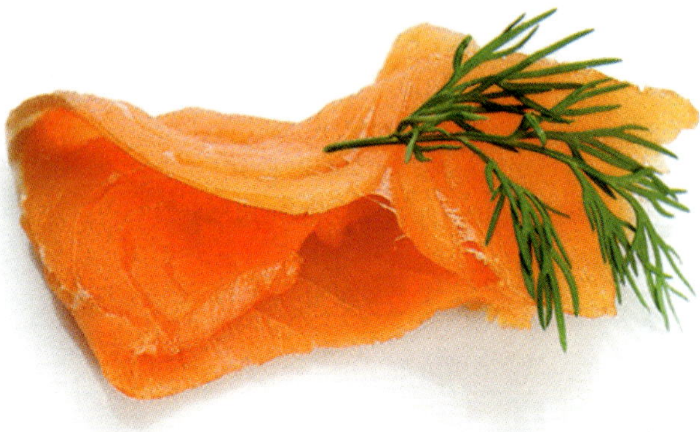

dieta paleo frutos do mar

Que tal uma lagosta de bom tamanho? Tudo bem – é Paleo. Trocá-la por camarões? Tudo bem também. O que não pode é atacar espetinhos de camarão cheios de molhos e condimentos impossíveis de identificar. Confira diferentes frutos do mar que você pode comer na Dieta Paleo.

- Camarão
- Caranguejo
- Lagosta
- Lagostim
- Ostra
- Vieira

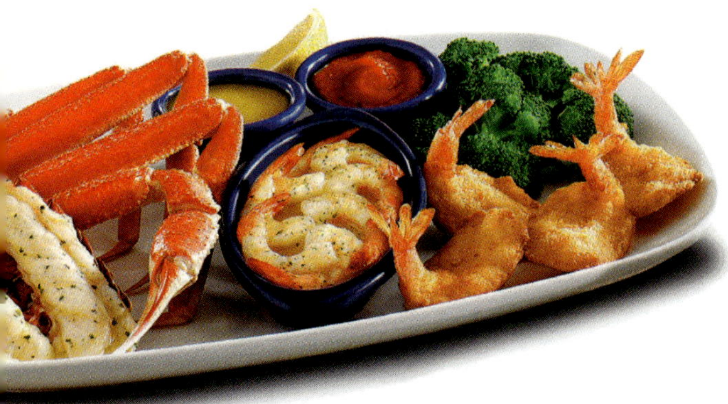

> *"Se não puder identificar os molhos, recuse-os; eles podem arruinar uma refeição Paleo."*

dieta paleo vegetais

Quase todos os legumes são Paleo, mas você precisa ter cuidado aqui. Vegetais com um elevado teor de amido, como batatas e abóboras, tendem a ter um baixo valor nutritivo em comparação com a quantidade de hidratos de carbono, amidos e açúcares que contêm.

- Abacate
- Abobrinha
- Aipo
- Aspargos
- Berinjela
- Brócolis
- Pimentão (todos os tipos)
- Couve-de-bruxelas
- Coração de alcachofra
- Cebola
- Cenoura
- Couve-flor
- Espinafre
- Repolho
- Salsa

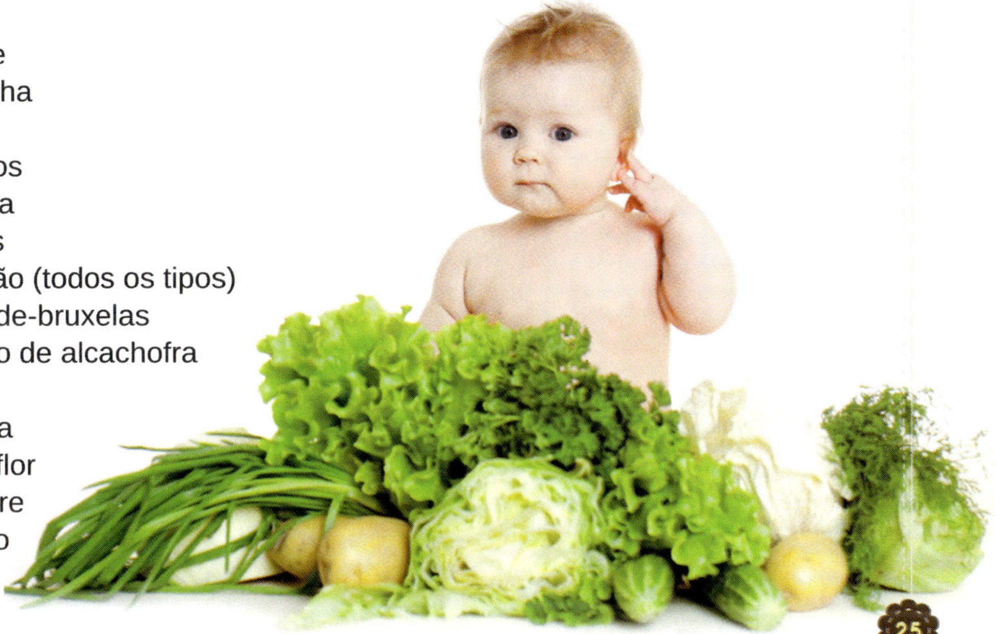

dieta paleo óleos e gorduras vegetais

Ao contrário da crença popular, a gordura não faz você engordar – o que engorda é o carboidrato e infelizmente nossa dieta padrão contém muito dele. Óleos e gorduras naturais são fontes preferenciais para você obter energia, por isso é melhor dar ao seu corpo uma boa dose deles. A seguir, relacionamos alguns dos melhores tipos de óleos e gorduras Paleo para você ganhar um pouco de energia adicional.

- Azeite de oliva
- Óleo de abacate
- Óleo de coco
- Óleo de macadâmia

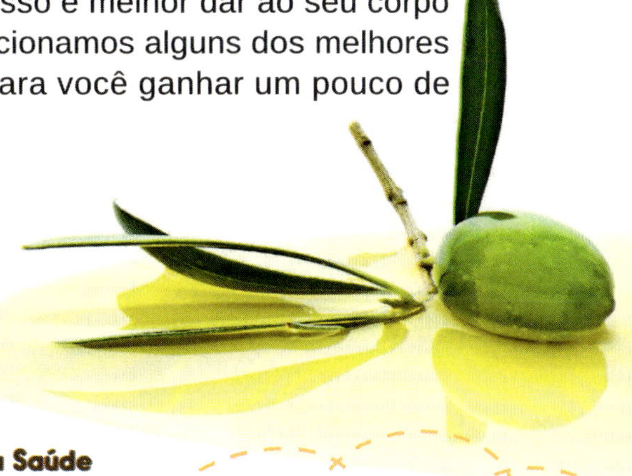

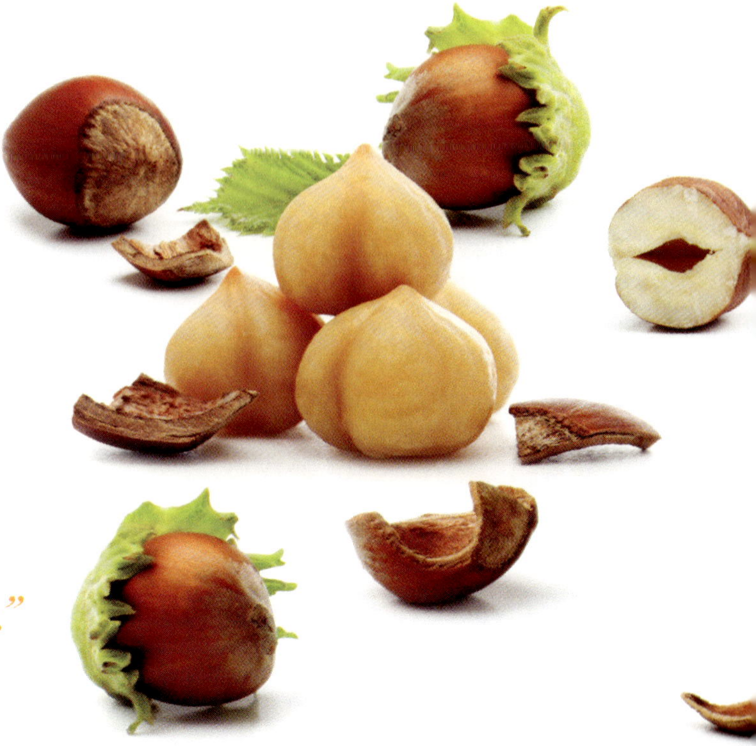

> *"Abusar das nozes ricas em gordura pode fazer diferença na balança – consuma-as moderadamente."*

dieta paleo nozes

Nós amamos as nozes e, para nossa sorte, elas são decididamente Paleo. Tenha cuidado, porém, com a castanha-de-caju e outras nozes muito ricas em gordura, pois as pessoas costumam se descontrolar e consumir potes inteiros dessas delícias de uma vez. Se você está tentando perder peso, limite a quantidade de nozes que você está consumindo. Caso contrário, pode comê-las, sim.

- Amêndoa
- Avelã
- Castanha-de-caju
- Macadâmia
- Nozes diversas
- Pinhão
- Sementes de abóbora
- Sementes de girassol

atenção: amendoins **não são Paleo** e sequer se classificam entre as "nozes" – amendoins são da família das leguminosas.

dieta paleo frutas

Frutas não são somente deliciosas, mas também são ótimas para a sua saúde. Entretanto, convém prevenir que as frutas (mesmo as Paleo aprovadas) contêm grandes quantidades de frutose, que, embora seja muito melhor do que os industrializados, ainda é **açúcar**. Se estiver procurando perder peso com a Dieta Paleo, você vai precisar reduzir o seu consumo de frutas e se concentrar mais nos vegetais permitidos. No entanto, sinta-se livre para comer de uma a três porções de frutas por dia. Confira a lista de frutas e veja se você não fica com fome até o final!

- Abacate
- Abacaxi
- Ameixa
- Amora
- Banana
- Figos
- Framboesa
- Goiaba
- Laranja
- Lichia
- Lima
- Limão
- Maçã
- Mamão
- Manga
- Melancia
- Mirtilo
- Morango
- Pêssego
- Tangerina

> *"Se procura perder peso com a Paleo, evite as frutas muito calóricas, como o caqui."*

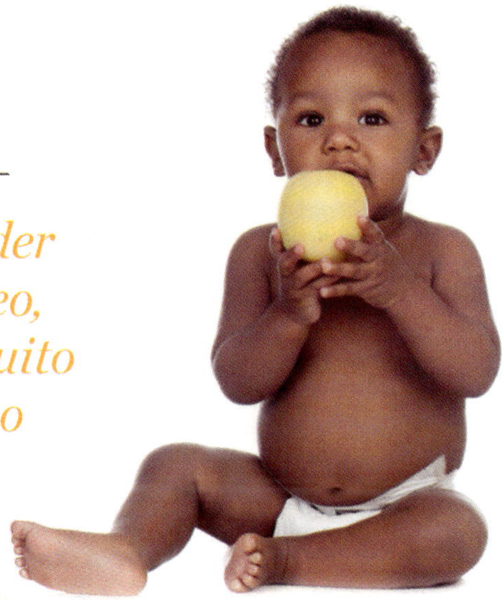

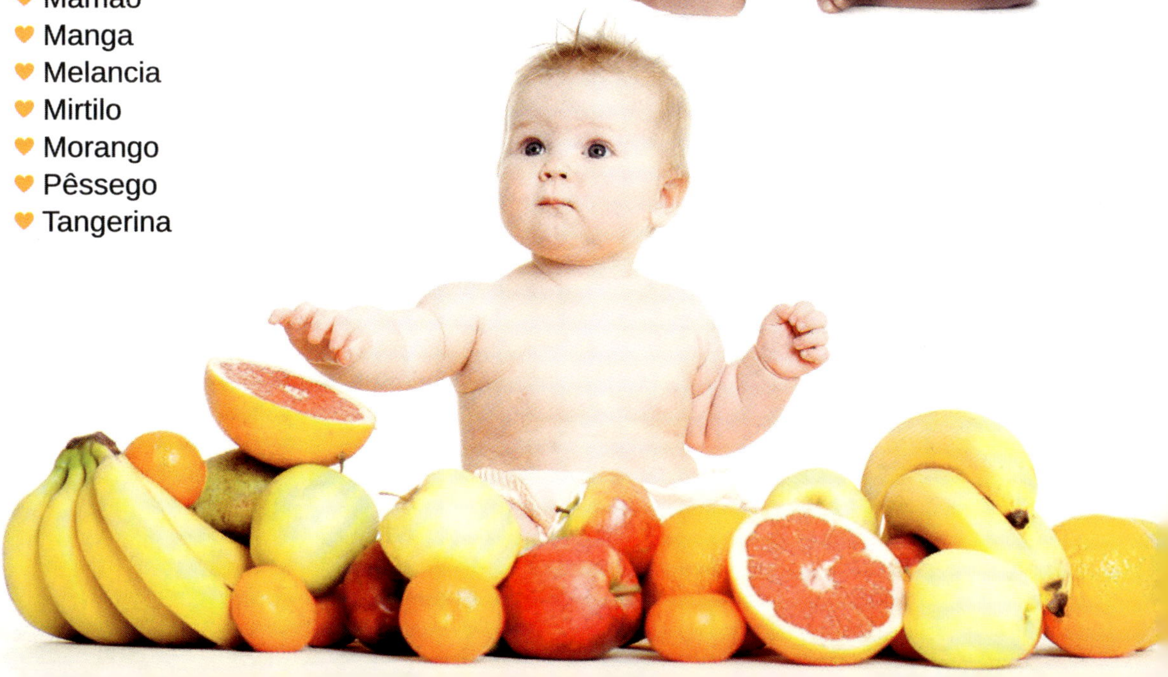

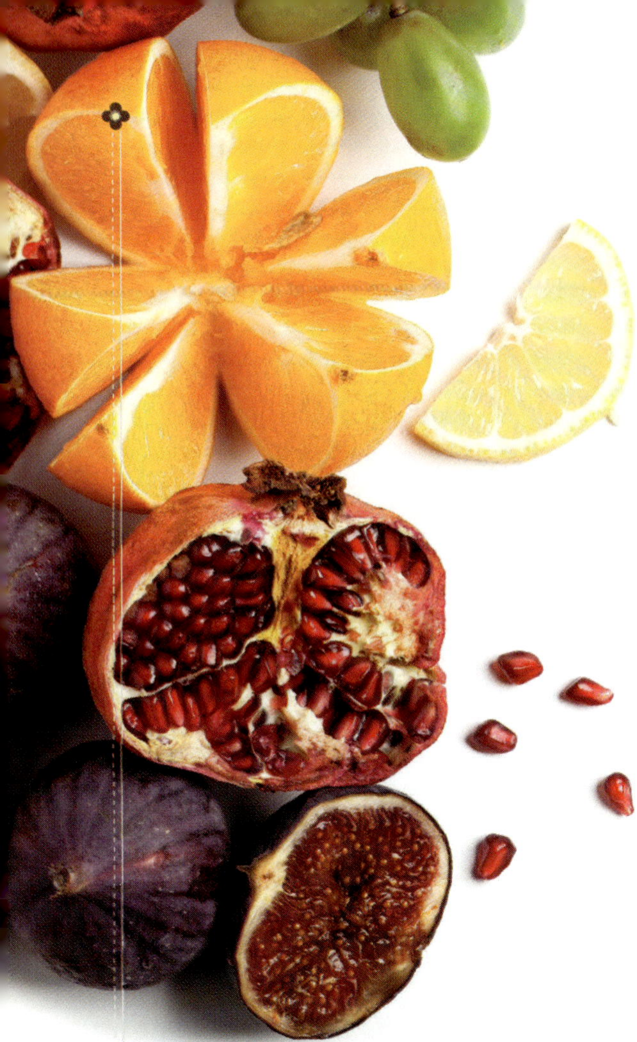

> *Bem aceita, a Dieta Paleo tem agora seus conceitos adaptados para bebês.”*

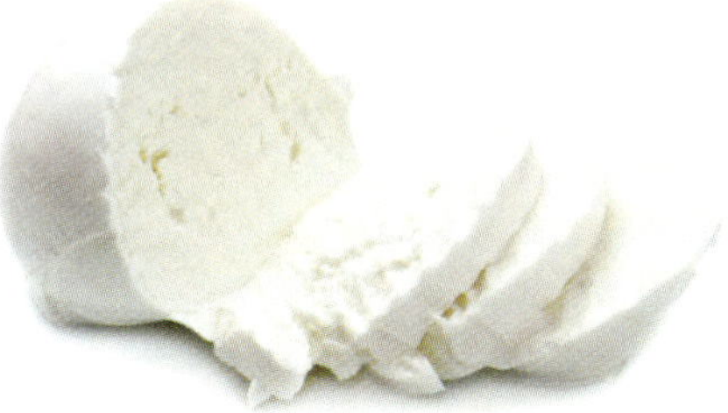

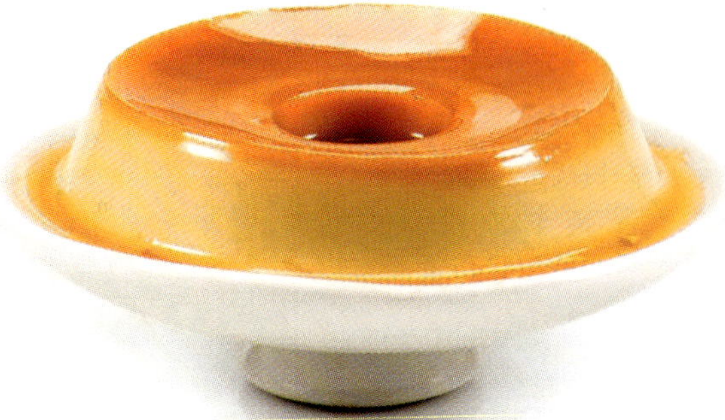

lista de alimentos não permitidos na dieta paleo

Esta é uma lista de alimentos não permitidos na Dieta Paleo. É ruim dizer adeus a esses alimentos, mas, uma vez que você começar, vai ser mais fácil, e você vai descobrir os substitutos Paleo para esses alimentos. As primeiras semanas podem até ser complicadas, mas, se você ficar fiel à dieta, ao longo do tempo vai valer a pena.

★ laticínios

Derivados de leite em geral prejudicam a Dieta Paleo. Evite.

- Creme de leite
- Frozen yogurt
- Iogurte
- Leite em pó
- Leite natural
- Manteiga
- Pudim
- Queijos
- Sorvete

★ sucos de frutas

Alguns sucos de frutas são riquíssimos em açúcar (frutose) e vão prejudicar sua Dieta Paleo. Fique longe destes:

- Suco de carambola
- Suco de laranja
- Suco de maçã
- Suco de manga
- Suco de morango
- Suco de uva

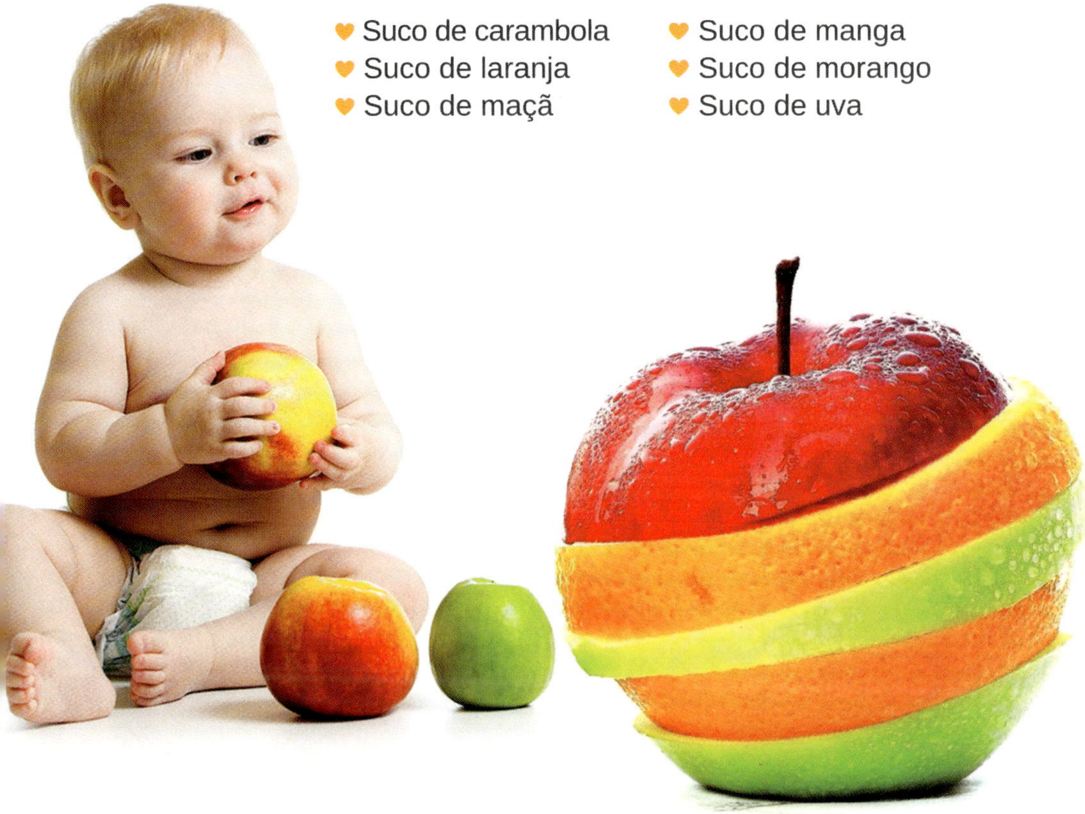

★ grãos

Você deve evitar qualquer coisa que tenha qualquer tipo de grão. É meio radical, mas deve ser assim. Do contrário, você corre o risco de sabotar sua Dieta Paleo sem saber por quê.

- Biscoitos
- Bolachas
- Bolinhos (cupcakes)
- Cerveja
- Creme de trigo
- Farinha de aveia
- Macarrão
- Milho
- Panquecas
- Pão
- Sanduíches
- Torrada
- Trigo
- Xarope de milho

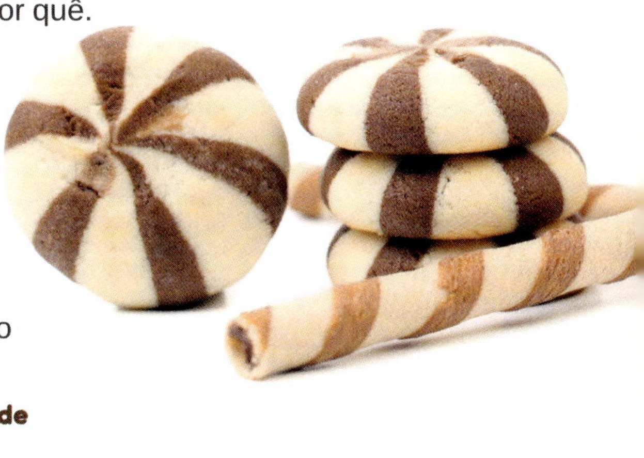

★ leguminosas

As leguminosas são saborosas, geralmente, mas, infelizmente, não são Paleo. Para a Dieta Paleo, estão fora do menu. Leia aqui o que você deve evitar.

- Amendoim
- Ervilha
- Fava
- Grão-de-bico
- Lentilha
- Missô
- Soja
- Todos os feijões
- Tofu
- Tremoço
- Vagens

Além de todos os produtos derivados dessas leguminosas, como a pasta de amendoim.

★ adoçantes artificiais

Eles são muitos e estão todos fora da Paleo. Se você desejar adoçar seus alimentos e bebidas, use mel.

- Aspartame
- Aspartil-fenilalanina-1-metilo éster
- Ciclamato
- Ciclamato de cálcio
- Erythritol
- Lactitol
- Manitol
- Sacarina
- Sacarina ácida
- Sacarina de sódio
- Sal de aspartame
- Sorbitol
- Sucaryl
- Sucralose

★ bebidas

Refrigerantes são feitos basicamente de água gaseificada, essências que dão o sabor e muito açúcar. Então, devem ser abolidos da Dieta Paleo; bebidas energéticas e algumas bebidas alcoólicas (feitas à base de grãos, cevada, milho) também ficam fora da Paleo.

- Rum
- Tequila
- Uísque
- Vodca
- Cerveja
- Energéticos
- Refrigerantes

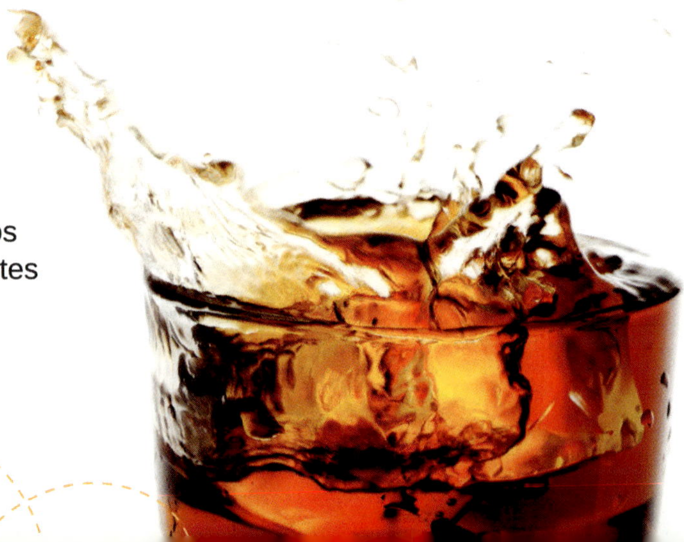

bebê orgânico

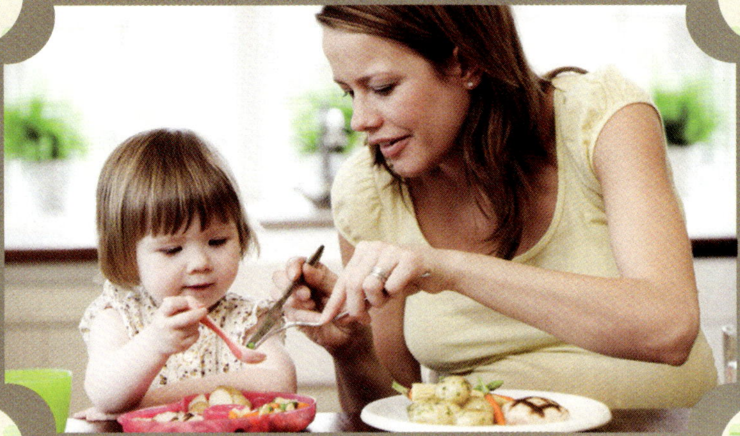

a dieta paleo para bebês? como esta dieta compõe a nutrição deles?

capítulo 3

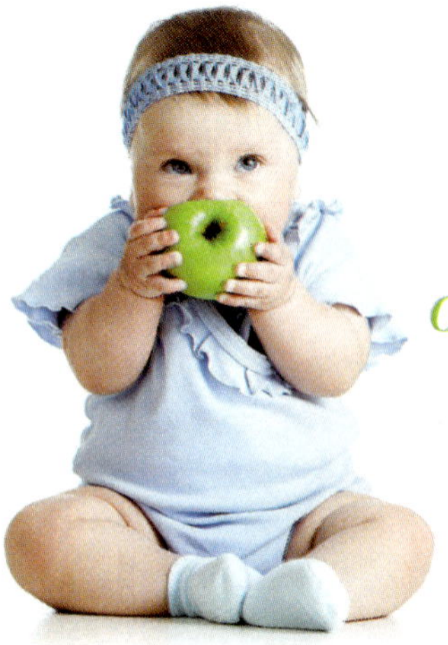

"Se a Dieta Paleo é boa o suficiente para os pais, não deveria ser boa o suficiente para suas crianças?"

Em 2002, o Ministério da Saúde criou um guia alimentar para crianças menores de dois anos intitulado *Dez Passos Para Uma Alimentação Saudável,* com o intuito de orientar os pais quanto à importância de proporcionar para as crianças uma base nutricional saudável e equilibrada. De todos os dez passos, reproduzimos a seguir o Passo 8:

"Evitar açúcar, café, enlatados, frituras, refrigerantes, balas, salgadinhos e outras guloseimas, nos primeiros anos de vida. Usar sal com moderação[9]."

O que busca-se destacar sobre este guia, concebido por pessoas altamente embasadas e estudadas, é que ele se assemelha sobremaneira aos preceitos da Dieta Paleo quando o tema é alimento saudável. Embora pareça algo óbvio de ser dito (ambos recomendam dar preferência a alimentos frescos e variados, sem a utilização de condimentos e nada de industrializado), não se trata da realidade dentro da maioria dos lares.

"As refeições devem ser momentos tranquilos e felizes!"

9 Brasil. Ministério da Saúde. *Dez passos para uma alimentação saudável: guia alimentar para crianças menores de dois anos: álbum seriado* / Ministério da Saúde – Brasília: Ministério da Saúde, 2003.

Para o crescimento das crianças, uma Dieta Paleo adequada fornece uma enorme quantidade de nutrientes para corpos e mentes em crescimento, o que é algo que nenhum refrigerante, pizza ou qualquer alimento industrializado consegue fornecer.

crianças imitam o que veem

Já ficou claro que a base deste estilo alimentar são os alimentos frescos, sem condimentos, apenas temperos como as ervas colhidas, *in natura*. Portanto, não há nada mais saudável para compor as refeições oferecidas para as crianças.

É importantíssimo lembrar que os pais dão o exemplo para seus filhos. É com os pais que a criança formata suas primeiras referências; então, é preciso mostrar aos pequenos, cujas opiniões e hábitos estão sendo definidos, a importância que a Dieta Paleo pode ter. Pais que consomem bebidas alcoólicas, comem salgadinhos, frituras, doces etc. provavelmente terão filhos que os imitarão. Mas os pais que adotarem os saudáveis hábitos da Dieta Paleo criarão seus filhos dentro do mesmo preceito. Faça com que seus filhos participem e tenham prazer no preparo dos alimentos, tornando esse jeito saudável de se alimentar intrínseco à vida.

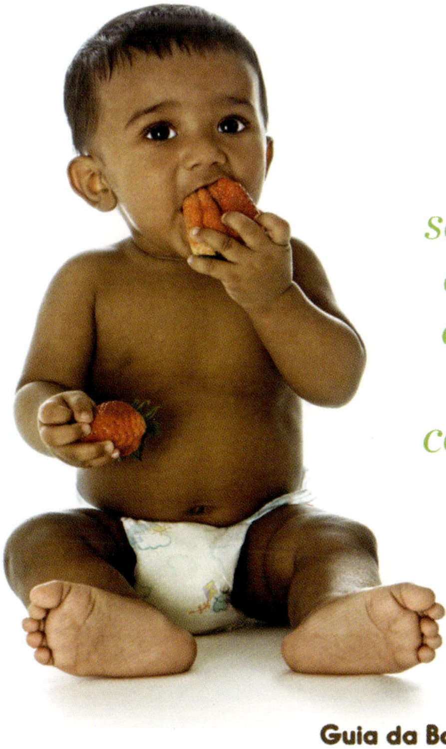

"As crianças não sabem mais identificar a comida de verdade: confundem pimentão com abacate, cebola com batata, etc. Afinal, só comem as coisas que vêm dentro de embalagens!"

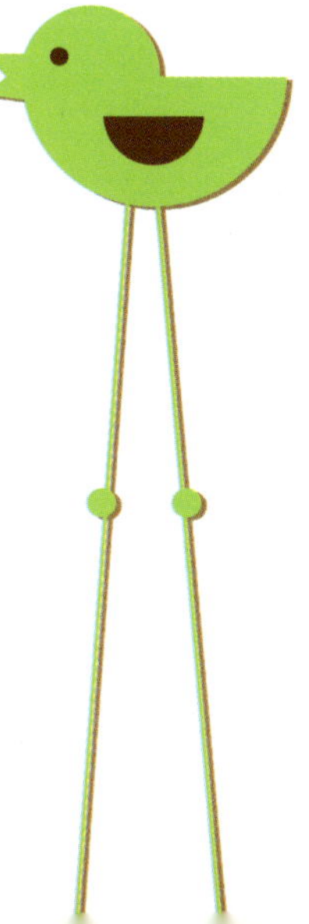

> *Pela primeira vez na história da raça humana, crianças apresentam sintomas de doenças de adultos. Problemas de coração, respiração, depressão e diabetes tipo 2. Todos têm em sua base a obesidade, 33% das crianças brasileiras pesam mais do que deviam[10].”*

Se há algo que o seu filho goste e que consta no cardápio Paleo não deixe de tê-lo em sua despensa ou geladeira. Ofereça a ele! Tome apenas alguns cuidados com o excesso de frutas, pois isso pode causar ganho de peso, e esteja sempre atento à quantidade de carboidratos consumida ao dia. Se os fundamentos citados acima forem seguidos, não há dúvida quanto aos benefícios que serão alcançados; mas mesmo assim é recomendável consultar um profissional de saúde ou um nutricionista antes de dar início à prática Dieta Paleo.

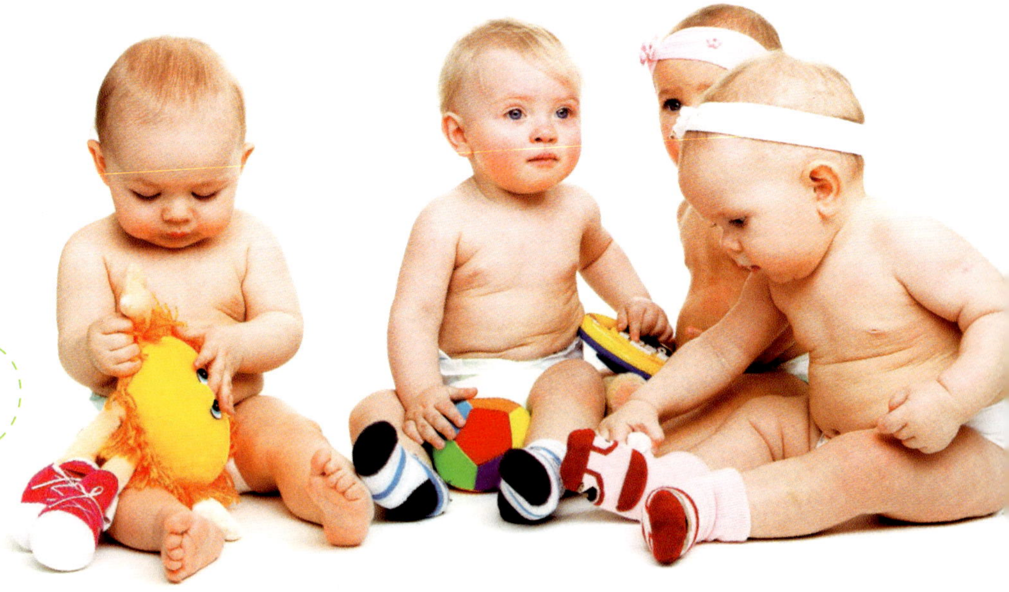

10 Trecho do documentário *Muito Além do Peso*, filme, dirigido por Estela Renner, produzido por Marcos Nisti e Juliana Borges e com fotografia de Renata Ursaia. O filme viaja pelo Brasil e descobre algumas consequências menos divulgadas do crescimento econômico, da inclusão e da “nova classe C”. (Copiado sem fonte de http://www.istoe.com.br/colunas-e-blogs/coluna/253967_MUITO+DOCE.)

um exemplo a ser seguido

A norte-americana Kendra Benson, natural do Colorado, é adepta da Dieta Paleo e cria seus três filhos dentro dessa filosofia. Ela é responsável pelo site www.ourpaleolife.com, em que oferece dicas de receitas e defende todo um comportamento alimentar que se tornou parte integral da sua vida. É ela quem dá algumas dicas de como é possível introduzir esse modelo alimentar no contexto familiar:

- Substitua as comidas favoritas por alternativas saudáveis;
- No início, faça pão sem grãos para que eles possam desfrutar um sanduíche;
- Eventualmente, remova os sanduíches do menu. Nós cortamos o pão da noite para o dia, e as crianças levaram cerca de 3 dias para se adaptarem;
- Pare de usar comida como recompensa, especialmente comida doce. Use, em vez disso, atividades como recompensa. Isso também vai ajudar a aumentar o nível de atividades, o que deve andar lado a lado com as mudanças diárias;
- Acrescente uma nova comida a cada refeição. Faça um trato de que eles precisam experimentar ao menos uma mordida antes de declararem que não querem. Quase sempre, eles vão ser surpreendidos e comerão tudo;
- Não force algo que eles resistem comer. Isso pode fazê-los se rebelar contra a mudança alimentar. Se você tentou e

> *"Não dê comida (especialmente doce) para crianças como recompensa. Recompense com atividades."*

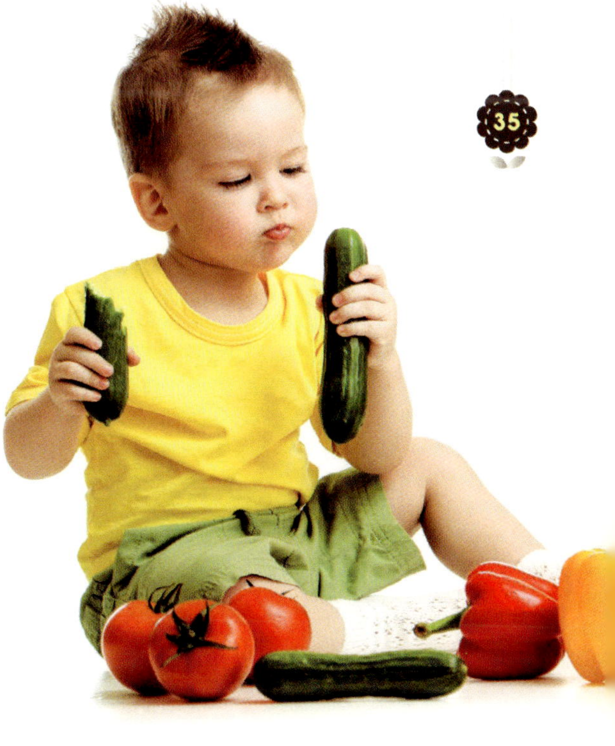

as coisas não correram bem, diminua o passo um pouco e ofereça aquela comida de novo em outra ocasião;

- Dê o exemplo. Se eles veem que você não come couve-de-bruxelas, por que eles deveriam? Se eles veem você comendo comidas saudáveis, estarão mais propensos a provar.

> *"Crianças não devem ser acostumadas com refeições especiais; elas devem comer o que todos comem."*

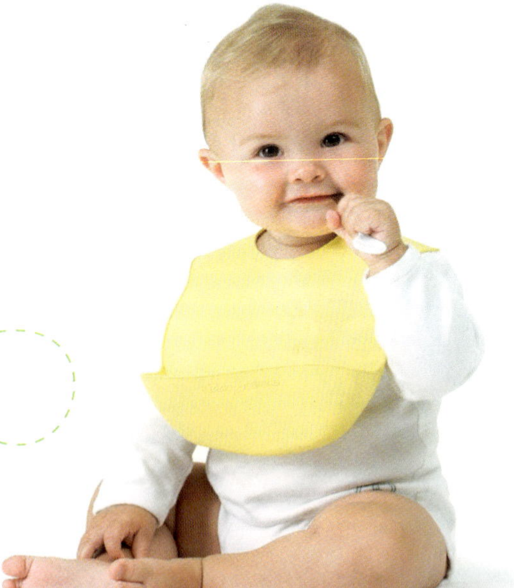

Não prepare refeições especiais para seus filhos. Isso é importante. Você não é um cozinheiro de restaurante. Faça um jantar para todos da família. É o que todos eles têm para comer. Se eles não comerem, não comeram. Eu garanto que seus filhos não vão passar fome. Mas preparar uma refeição separada para apaziguá-los não vai ajudar. No início, você pode fazer pequenos acordos, mas eventualmente todo mundo deverá comer a mesma comida. Isso vai tornar a vida mais fácil para o cozinheiro da família também.

Fale com seus filhos. Se você não os deixa saber o que está acontecendo, é mais provável que eles resistam. Converse frequentemente com eles sobre o motivo de isso estar acontecendo, e a importância. Nossos filhos se interessaram pela ciência por trás das coisas e adoraram ver alguns documentários conosco. Se os seus filhos tiverem idade suficiente, talvez você possa entrar em conversas mais profundas com eles para ajudá-los a compreender a ciência por trás da dieta. Nós adoramos *The Perfect Human Diet*[11] e eu recomendo fortemente que você o assista.

11 Este filme explora a ciência moderna da dieta, os achados históricos anteriores, as dietas nativas ancestrais e no campo emergente da evolução da dieta humana – revela, pela primeira vez, a dieta humana autêntica.

bebê orgânico

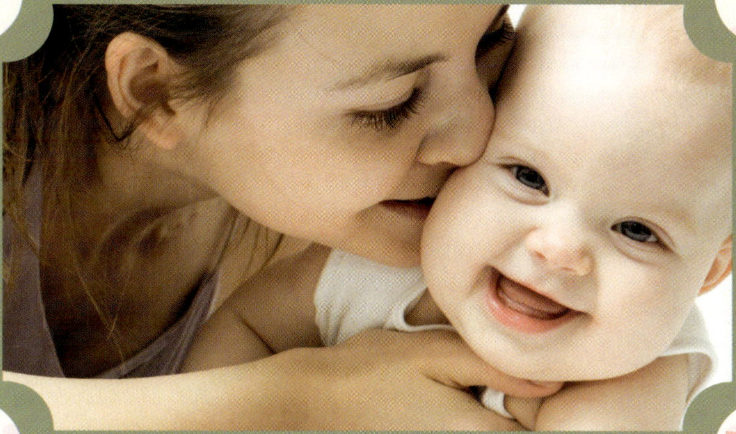

tirando dúvidas

capítulo 4

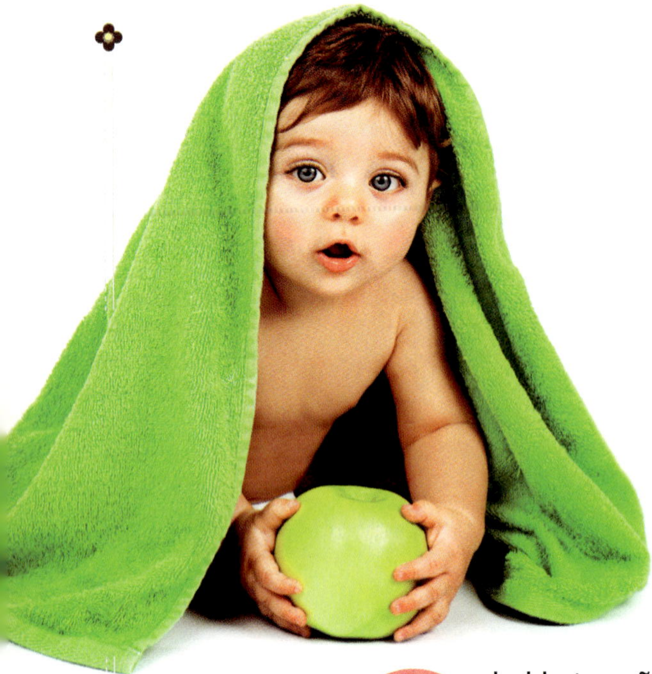

"A Dieta Paleo oferece carboidratos? O que são carboidratos? Também chamados de hidratos de carbono, há oferta em quantidade suficiente para o ser humano manter-se saudável?"

Carboidratos são moléculas orgânicas que também podem ser chamadas de glicídios, glucídios, hidratos de carbono ou açúcares. São formados fundamentalmente por moléculas de carbono (C), hidrogênio (H) e oxigênio (O), por isso recebem a denominação de hidratos de carbono. São as principais fontes de energia para os sistemas vivos, liberadas durante o processo de oxidação.

Participam também na formação das estruturas das células os ácidos nucleicos (RNA e DNA), sob a forma de ribose e desoxirribose, que são monossacarídeos com cinco átomos de carbono em sua fórmula. De acordo com a quantidade de átomos de carbono em suas moléculas, os carboidratos podem ser divididos em monossacarídeos, dissacarídeos e polissacarídeos.

Os de constituição mais simples, denominados monossacarídeos, são geralmente de sabor adocicado, obedecendo a uma fórmula geral, onde há um carbono para cada dois hidrogênios e um oxigênio: Cn(H2O)n. Se um monossacarídeo tiver 4 átomos de carbono, ele terá 8 átomos de hidrogênio e 4 átomos de oxigênio[12].

Os dissacarídeos são o resultado da ligação entre dois monossacarídeos. Na reação de formação de um dissacarídeo há formação de uma molécula de água, portanto trata-se de uma síntese por

12 Amabis, José Mariano. *Biologia*. Volume 1. Editora Moderna. CÉSAR E SEZAR. Biologia. Volume 1. Editora Saraiva.

desidratação para cada ligação. Um dos monossacarídeos perde um hidrogênio (H) e o outro perde a hidroxila (OH). Essa duas moléculas se unem, formando uma molécula de água (H_2O). A ligação que ocorre entre as extremidades dos monossacarídeos é chamada de ligação glicosídica.

principais dissacarídeos

Dissacarídeo	Monossacarídeos constituintes
Sacarose:	Glicose + frutos
APRESENTA FUNÇÃO ENERGÉTICA. ESTÁ PRESENTE NOS VEGETAIS, PRINCIPALMENTE NA CANA-DE-AÇÚCAR.	
Lactose:	Glicose + galactose
APRESENTA FUNÇÃO ENERGÉTICA E É O AÇÚCAR PRESENTE NO LEITE	
Maltose:	Glicose + glicose
APRESENTA FUNÇÃO ENERGÉTICA E É ENCONTRADO EM VEGETAIS	

“Durante o processo de oxidação, os hidratos de carbono se tornam as principais fontes de energia para os sistemas vivos.”

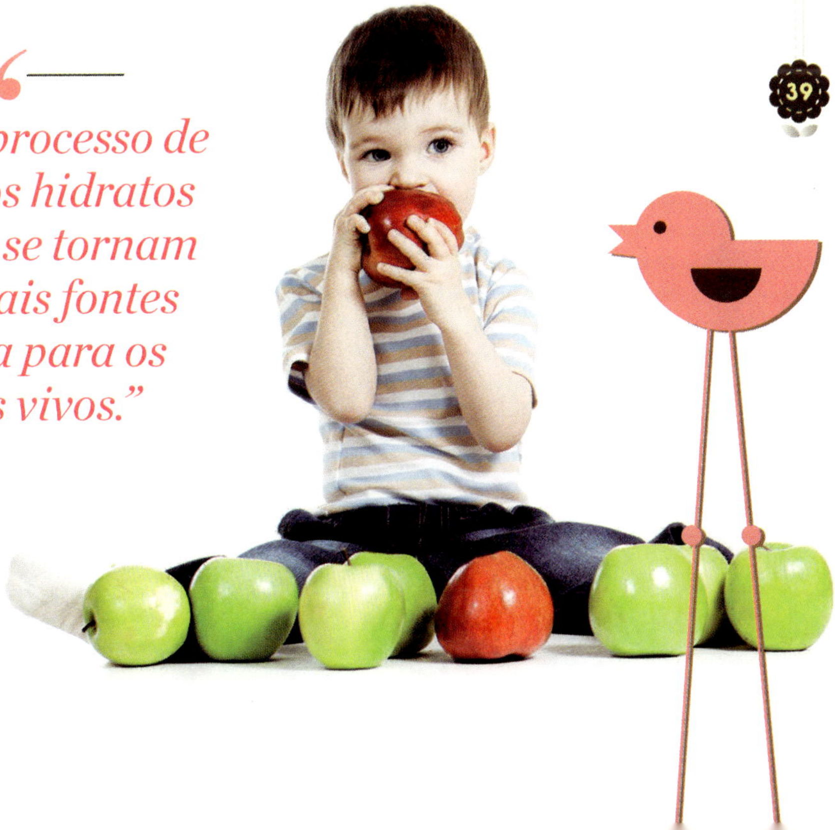

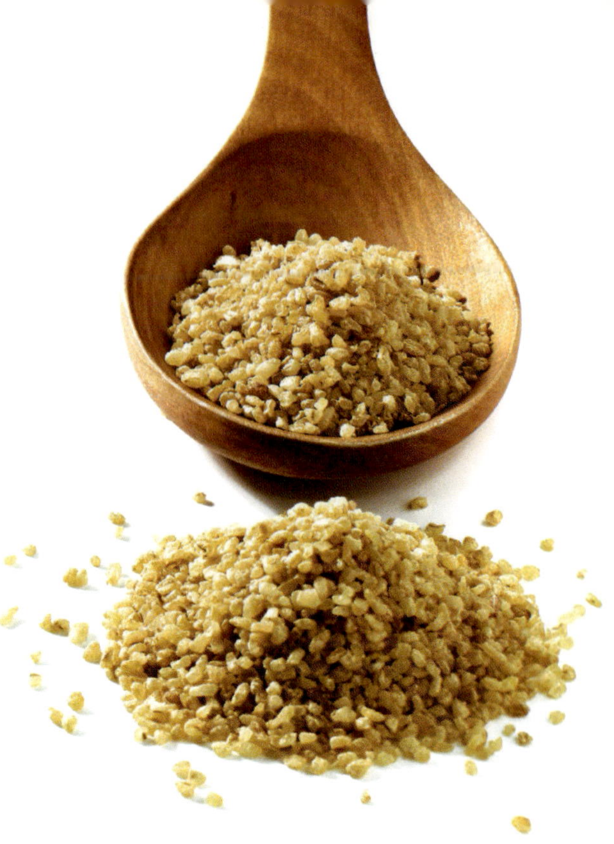

> *"Os polissacarídeos são insolúveis em água e desempenham função estrutural e armazenadora de energia."*

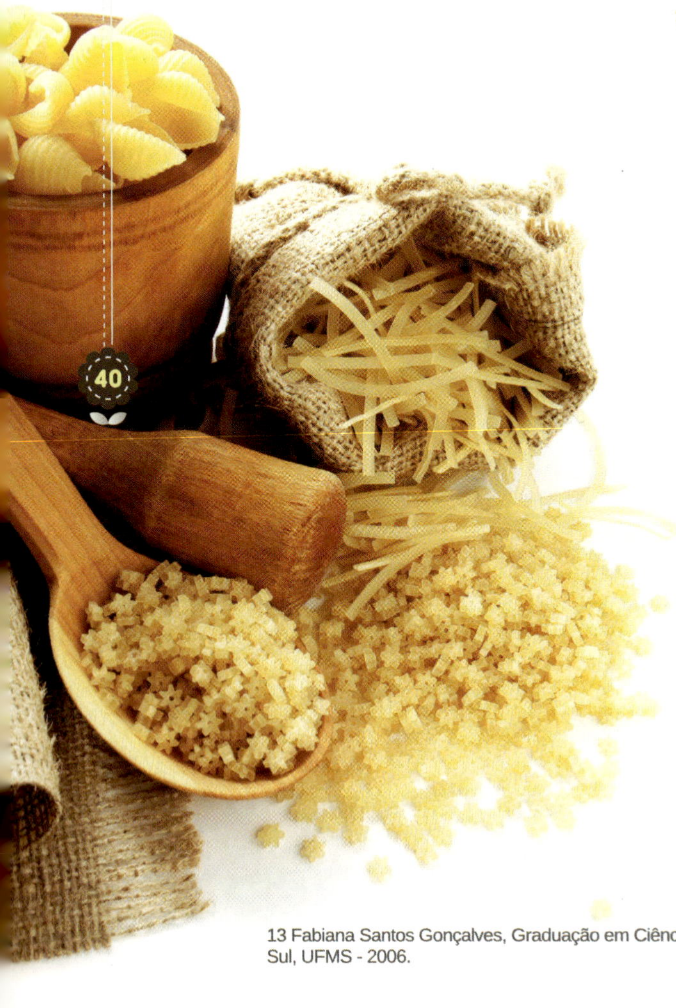

Os polissacarídeos são moléculas formadas através da união de vários monossacarídeos. Alguns apresentam em sua fórmula átomos de nitrogênio e enxofre. Esse grupo de carboidratos é formado por moléculas que não possuem sabor adocicado, como nos outros grupos, e são moléculas muito grandes em comparação com os outros carboidratos, por isso são considerados macromoléculas. Os polissacarídeos são insolúveis em água, o que é de grande importância para os seres vivos, pois desempenham função estrutural e armazenadora de energia[13].

13 Fabiana Santos Gonçalves, Graduação em Ciências Biológicas. Universidade Federal de Mato Grosso do Sul, UFMS - 2006.

principais polissacarídeos estruturais

polissacarídeo

celulose
Participa da composição da parede celular dos vegetais. É o carboidrato mais abundante na natureza.

quitina
Está presente na parede celular de fungos e no exoesqueleto dos artrópodes. Possuem grupos amina (NH_2) em sua cadeia.

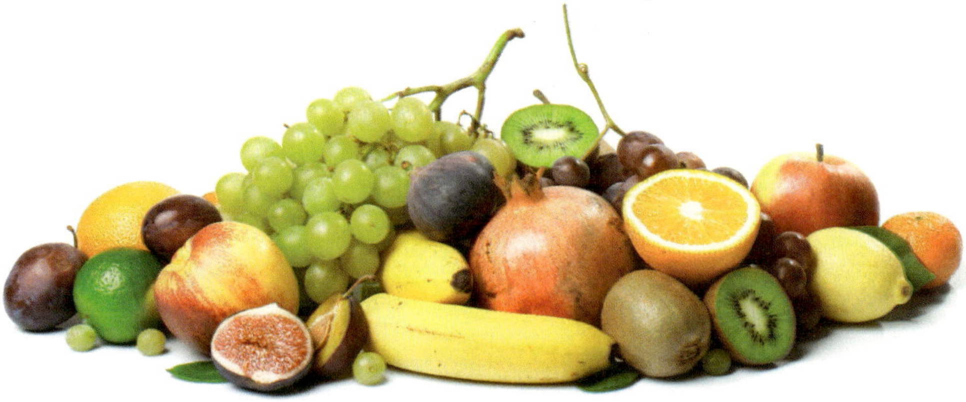

principais polissacarídeos e energéticos

polissacarídeo

Amido: Apresenta função de reserva. É encontrado em raízes, caules e folhas.

Glicogênio: É o carboidrato de reserva dos animais e dos fungos. É armazenado nos músculos e no fígado dos animais.

> *"A quantidade ótima de carboidratos varia de pessoa para pessoa, dependendo do nível de atividade, saúde metabólica atual e um punhado de outros fatores."*
>
> *Kris Gunnars[14]*

14 Kris Gunnars é estudante de medicina, personal trainer e alguém que dedicou anos à leitura de livros, blogs e estudos científicos sobre nutrição certificada.

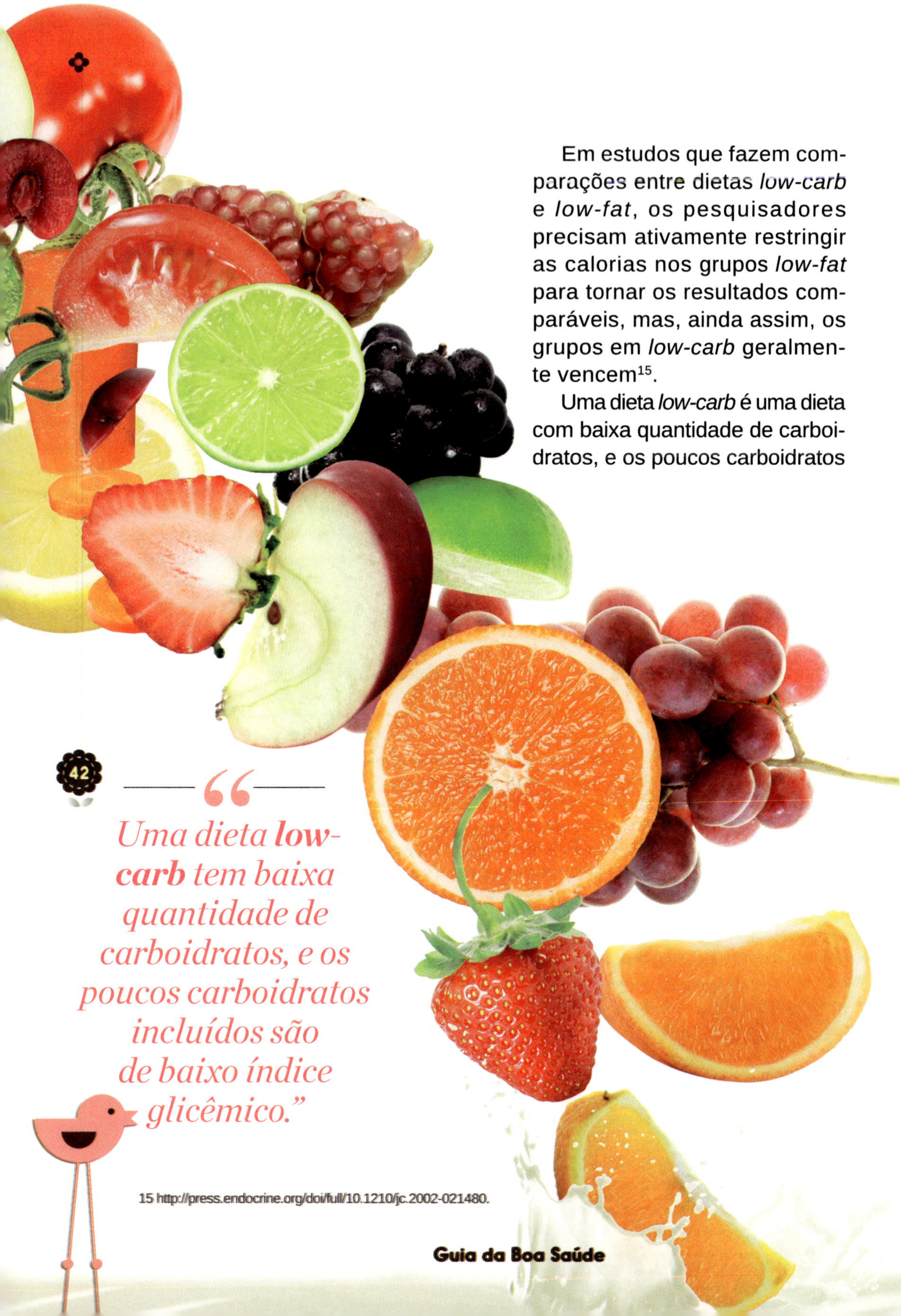

Em estudos que fazem comparações entre dietas *low-carb* e *low-fat*, os pesquisadores precisam ativamente restringir as calorias nos grupos *low-fat* para tornar os resultados comparáveis, mas, ainda assim, os grupos em *low-carb* geralmente vencem[15].

Uma dieta *low-carb* é uma dieta com baixa quantidade de carboidratos, e os poucos carboidratos

> "*Uma dieta **low-carb** tem baixa quantidade de carboidratos, e os poucos carboidratos incluídos são de baixo índice glicêmico.*"

15 http://press.endocrine.org/doi/full/10.1210/jc.2002-021480.

que estão incluídos são de baixo índice glicêmico. Esta dieta mantém a glicemia controlada em níveis fisiológicos, evitando a hipoglicemia, o excesso de insulina circulante e também o armazenamento de gordura.

Um novo estudo descobriu que, quando as pessoas seguiam um dieta *low-fat* ou *low-carb* por um ano, aqueles que cortavam os carboidratos perdiam significativamente mais peso e mais gordura, enquanto reduziam seus fatores de risco de doença cardíaca mais do que aqueles que reduziam a quantidade de gordura ingerida[16].

"*O pensamento de que carboidratos são neutros e devem ser a base da pirâmide alimentar não é suportado por muitas evidências.*"

Lidia Bazzano[17]

Curiosidade

Os pesquisadores observaram as circunferências abdominais de uma população diversa de 148 homens e mulheres obesas saudáveis. Aqueles na dieta *low-fat* consumiram 30% das suas calorias diárias sob a forma de gordura, e aqueles no grupo *low-carb* consumiram 30% das suas calorias oriundas de carboidratos. Ambos os grupos receberam de um nutricionista o mesmo aconselhamento nutricional durante todo o ano e foram acompanhados com entrevistas detalhadas sobre seu consumo alimentar.

Apesar de ambos os grupos se exercitarem aproximadamente o mesmo tanto e consumirem quantidades similares de calorias, o grupo *low-carb* perdeu quase 4 kg a mais ao longo de um ano – e perdeu mais gordura em proporção ao peso. Ambos os grupos baixaram os níveis de LDL, mas os praticantes de *low-carb* tiveram maiores aumentos no chamado "colesterol bom", o HDL. Eles também apresentaram menor risco de doença cardíaca, medido por marcadores como glicose e níveis lipídicos.

Por que os do grupo *low-carb* se beneficiaram?

"Como uma proporção dos carboidratos que estavam ingerindo, o grupo *low-carb* tinha uma quantidade muito maior de fibra", diz Bazzano[17], o que ajuda a reduzir a pressão sanguínea e o colesterol. Comer mais gordura e proteína também faz a pessoa se sentir mais satisfeita por mais tempo, o que pode ter reduzido o número total de calorias que o grupo ingeriu. Além disso, as dietas também continham uma boa quantidade de gorduras saudáveis monoinsaturadas.

16 http://annals.org/article.aspx?articleid=1900694 *Effects of Low-Carbohydrate and Low-Fat Diets: A Randomized Trial.*

17 Lydia Bazzano, professora de nutrição da Escola de Saúde Pública e Medicina Tropical da Universidade de Tulane.

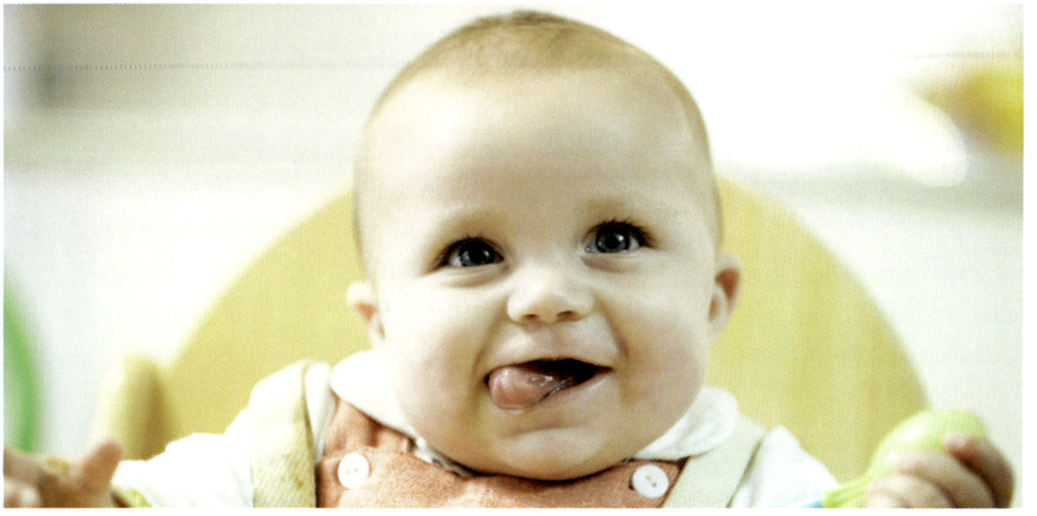

O excesso de proteína fornecido pela carne não é perigoso para bebês?

Não há excesso de proteína na carne. Os alimentos de origem animal fornecem os nutrientes bem absorvíveis e os bebês produzem as enzimas e o ácido no estômago necessários para quebrar as proteínas e gorduras encontradas nesses alimentos. As comidas de origem animal fornecem proteína completa, colesterol e gorduras saudáveis.

O colesterol é crítico para a formação do cérebro e do sistema nervoso, assim como o trato digestivo. As crianças precisam de gorduras saudáveis para crescer e se desenvolver, pois tais gorduras são frequentemente ricas em vitaminas solúveis A, D e K. Estes são essenciais para o crescimento normal e a produção hormonal. A carne é também uma grande fonte de zinco, ferro e vitaminas do complexo B.

Em qual momento o leite deixa de fazer parte da alimentação do bebê?

O leite materno é cheio de ácidos graxos, anticorpos, nutrientes, proteínas e gordura e é um alimento verdadeiramente perfeito e completo para os bebês.

Normalmente, muitas são as mães que estão amamentando seus bebês e continuam a fazê-lo bem além da introdução de alimentos sólidos. Sempre que o bebê é totalmente desmamado, não há necessidade de alimentá-lo com o leite pasteurizado ou produtos à base de leite. Lembrem-se de que os adeptos da Paleo não pretendem ingerir o leite de outros animais, e os mesmos princípios que se aplicam à Paleo adultos também servem para crianças. A água é sempre mais adequada para servir às refeições e, caso prefira dar a seu bebê algo um pouco mais interessante e com mais nutrientes, utilize um espremedor de frutas ou uma centrífuga e ofereça, regularmente, bebida saudável de suco de cenoura, bem como outras frutas recém-colhidas e legumes. Recomendamos que você compre sempre produtos orgânicos para garantir que seu filho receba os nutrientes mais limpos, sem a contaminação dos agrotóxicos.

Em que momento os alimentos sólidos devem ser introduzidos na vida dos bebês?

O aleitamento materno exclusivo ajuda a preparar o trato digestivo dos bebês para o consumo de sólidos, uma vez que fornece os probióticos, hormônios e enzimas que ajudam no amadurecimento do aparelho digestivo do bebê. Trata-se de um processo importantíssimo para a formação adequada da criança. Muitas pessoas preferem adotar uma estratégia de desmame antes da introdução dos sólidos, aguardando até que o bebê seja capaz de se alimentar sozinho. Isso pode ocorrer por volta dos 5 ou 6 meses de idade, mas é mais comum que ocorra em algum momento entre os 8 e 10 meses.

A regra é que você pode introduzir alimentos sólidos uma vez que seu bebê tenha pelo menos seis meses de idade e já esteja sentando-se bem e interessado em sua comida, mas é sempre bastante importante também levar em consideração a opinião de um pediatra de confiança. Quando os bebês começam a consumir sólidos, cabe aos pais vigiá-los, estando atentos a quaisquer sinais de asfixia e nunca deixando que um bebê, ou mesmo uma criança pequena, fique sem vigilância enquanto come.

Uma abordagem melhor é iniciar com frutas, vegetais frescos e orgânicos. Os alimentos podem, no início, ser preparados com ajuda do processador de alimentos ou liquidificador. Introduzir um alimento de cada vez, permitindo que seu bebê se acostume a eles, é um processo muito simples, com pouco trabalho, mas com muitos benefícios à saúde do seu bebê.

Depois que seu filho é capaz de comer carnes, você pode

fazer o mesmo: introduza um tipo de carne de cada vez. Só não se esqueça de deixá-la na consistência de purê, o que elimina o risco de asfixia. Se a falta de tempo é um problema e você prefere comprar comida para bebê em sua mercearia, há muitos produtos orgânicos saudáveis para escolher. Certifique-se de ler atentamente os rótulos e evitar quaisquer aditivos não Paleo.

Dê abacate como primeiro alimento. Ele tem gordura suficiente para manter o bebê satisfeito por mais tempo. É muito interessante carregar sempre um abacate maduro na bolsa. Se o bebê ficar com fome é só descascar um pouco da pele, retirar pequenas porções de abacate e alimentá-lo. Qualquer sobra pode ser armazenada em um saquinho ou pote plástico até chegar à casa.

Outros grandes primeiros alimentos são aspargos, berinjela, brócolis, couve-flor, beterraba, cenoura, espinafre, demais folhas verdes.

Alimentos para bebês não precisam ser apenas as chamadas papinhas. Depois que o bebê passa dos seis meses de idade, os pais podem simplesmente cozinhar os legumes até que estes fiquem bem macios, cortá-los em pedaços pequenos e apresentá-los ao bebê.

Por volta de 7-8 meses, os pais podem introduzir (mas ainda de forma suave) gemas de ovos cozidas. Esta é uma ótima fonte de proteína, colesterol e gordura, que auxiliará bastante o crescimento e imunização das crianças. Também neste momento, os pais podem começar a introduzir pequenos pedaços de carne... Bebês amam proteína[18]!

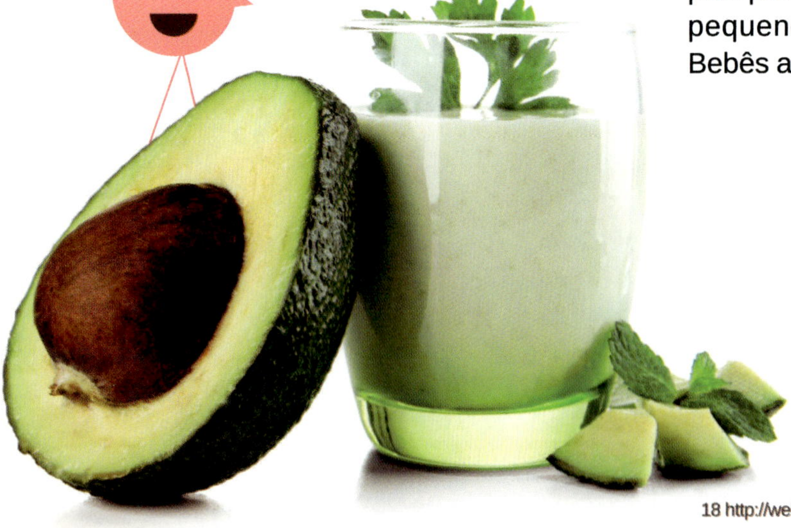

18 http://wellnessmama.com/739/healthy-baby-food/

bebê
orgânico

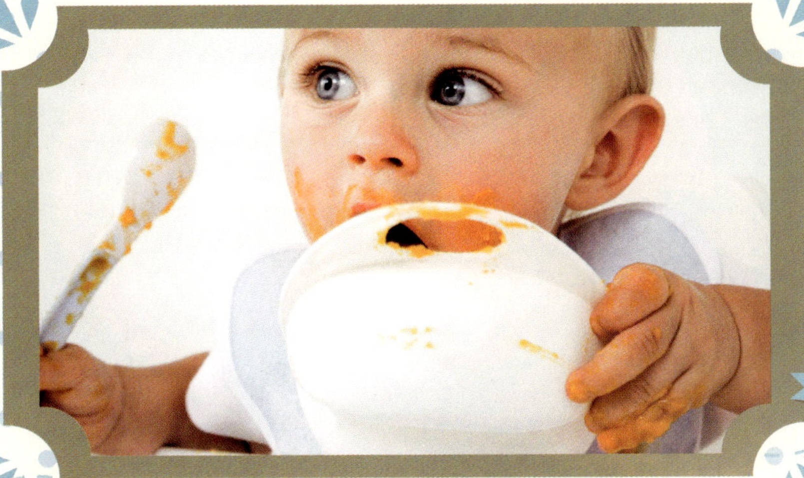

O preparo das primeiras comidinhas

capítulo 5

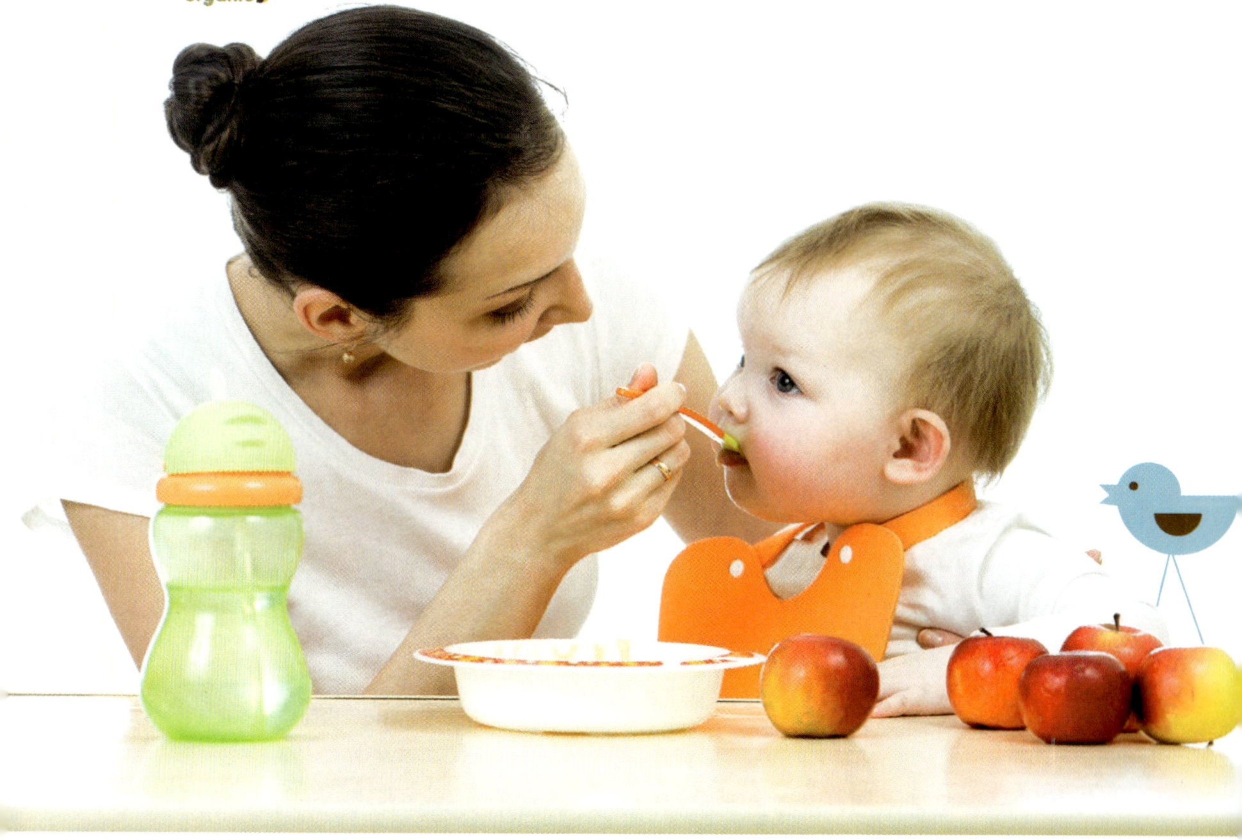

Como devem ser preparadas as primeiras comidas dos bebês?

Os primeiros alimentos devem ser diluídos no leite materno. Durante os primeiros meses, deve-se aumentar gradualmente a espessura da comida para bebê. Aos oito meses de idade, a maioria dos bebês já tem capacidade de lidar com um mínimo de textura em sua comida (como aveia), mas em pouco tempo os pequeninos já têm condições de comer alimentos macios, como purê.

Em algum momento entre os oito e dez meses de idade, o bebê vai provavelmente demonstrar interesse em consumir alimentos mais graúdos, momento em que devem ser introduzidos pequenos pedaços de frutas macias ou legumes cozidos. É importante que os pais estejam atentos aos sinais de interesse mostrados pelo bebê, de modo a não apressar a introdução de alimentos que ele ainda não está preparado para consumir.

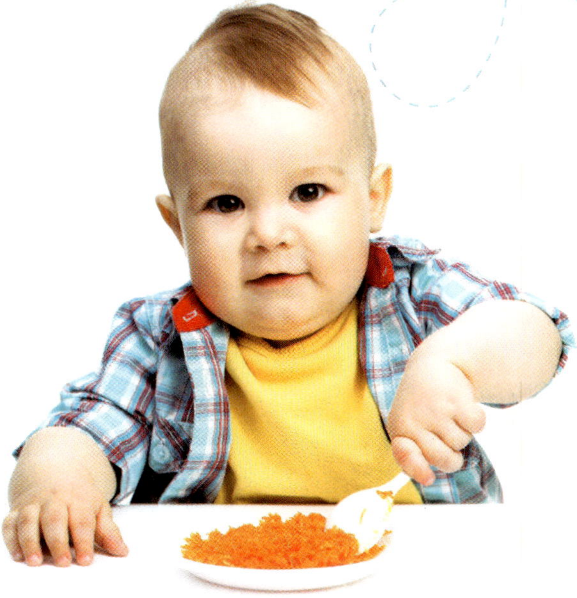

A que hora do dia o bebê deve ser alimentado?

A mãe deve começar com apenas um período de alimentação diário, geralmente no meio do dia, quando notar que o bebê não está cansado. A alimentação não pode ser forçada e deve cessar assim que o bebê deixar de demonstrar interesse nela. Nessas primeiras refeições, o bebê só deve comer alguns poucos bocados. Os pais também podem começar a introduzir goles de água simultaneamente aos alimentos, fazendo uso de uma xícara, canudinho ou até uma colher. Os bebês se acostumarão rapidamente ao consumo de alimentos sólidos e, nos primeiros meses, os pais poderão aumentar gradualmente o número de vezes por dia que o bebê está comendo. Por volta dos dez meses de idade, a maioria dos bebês já poderá consumir três refeições sólidas por dia.

> *“Alimentar-se é um movimento natural da vida e deve ser tratado como tal, sem ansiedade.”*

Esteja atento às alergias!

Não é incomum que bebês apresentem reações alérgicas aos alimentos, algo que pode levar vários dias para acontecer. Por conta disso, os pais devem introduzir aos poucos novos tipos de alimento, a fim de verificar em espaços que vão de quatro a sete dias se o bebê apresentou uma reação alérgica. Também é importante verificar se existe histórico de alergias alimentares na família, pois o fator hereditário desempenha um papel importante nesse quesito. Há muitos alimentos que podem promover alergias em crianças, como tomates, nozes, mariscos e claras de ovos; por isso, deve-se esperar até que o bebê tenha pelo menos um ano de idade antes de introduzi-los à alimentação.

> *A Paleo libera o consumo de leite e derivados para bebês, pois são importantes para o seu desenvolvimento.*

Faça sua própria comida!

Não só é muito fácil, como também muito mais nutritivo e saboroso para o bebê. Prepare as papinhas, em vez de comprá-las processadas; não acrescente temperos e tome o cuidado de amassar bem os alimentos. Para evitar desperdício, prepare a comida em porções pequenas, toda vez que o bebê for alimentado.

Quais são as melhores primeiras comidinhas para o bebê?

Os melhores primeiros alimentos que podem ser introduzidos para o bebê são purê de abacate maduro, purê de banana madura e gema de ovo. Para bebês a partir dos seis meses de idade, os purês de carnes podem ser acompanhados de caldo de carne ou do leite materno. Embora a Dieta Paleo proíba o consumo de alimentos derivados do leite para adultos, estes são importantes para o período de desenvolvimento.

Quais os alimentos que você pode introduzir e quando?

A lista a seguir foi montada com base na digestabilidade dos alimentos, ou seja, na capacidade do organismo de digeri-los de modo adequado. A isso soma-se também a facilidade de prepará-los com uma textura adequada. Que fique claro que este guia *não se destina a substituir os conselhos do seu pediatra*[19]*, mas a servir como um complemento.*

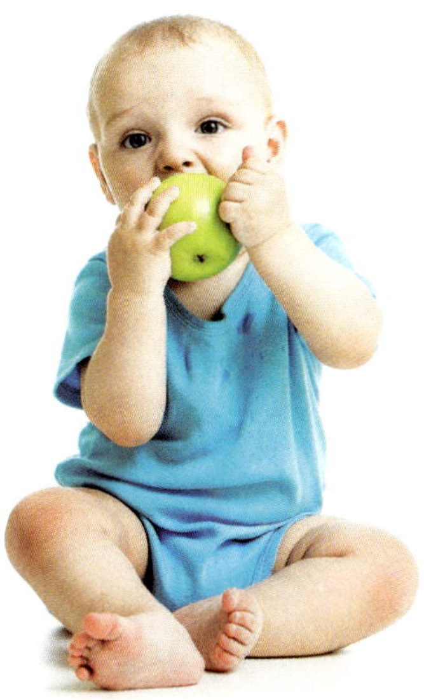

19 *Super Baby Food*, por Ruth Yaron (autora de livros sobre nutrição infantil. *Super Baby Food* tem mais de meio milhão de cópias vendidas e orienta os pais como alimentar seus filhos de uma maneira saudável com alimentos orgânicos e de baixo custo.).

6 meses de idade	7 meses de idade	8 meses de idade
Abacate maduro	Gema de ovo	Nozes moídas (verificar sinais de alergia)
Banana madura	Aspargos	Sementes moídas
Abóbora de inverno	Cenoura	Taíne
Maçã	Vagem	Queijos naturais
Damasco	Abobrinha	Melado
Nectarina	Queijo tipo cottage	Kiwi
Pêssego	**Peixe fresco:**	Melancia
Ameixa	Tilápia	Brócolis
Manga	Salmão	Quiabo
Mamão	Bacalhau	Uva (sem casca)
Pera	Linguado	
Gema de ovo	Truta	
Carne:	Atum	
Fígado	Merluza	
Cordeiro		
Frango		
Cortes magros de carne bovina e suína		

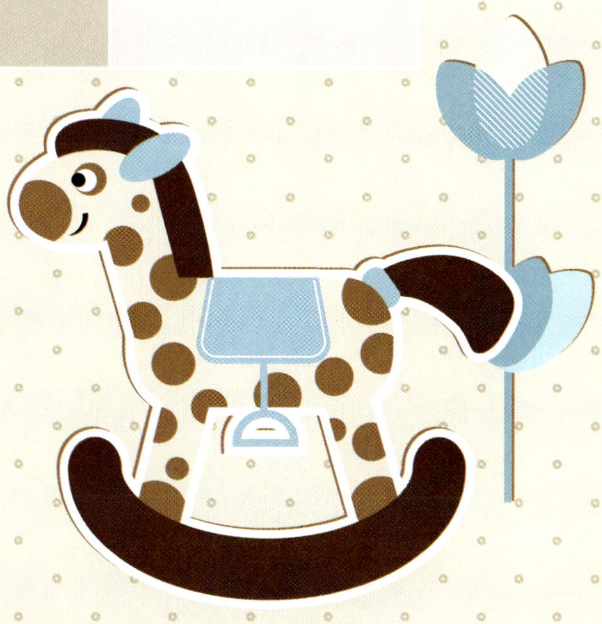

9 meses de idade	10 meses de idade	1 ano de idade
Abacaxi	Abóbora de verão	Frutas cítricas
Couve-de-bruxelas	Cenoura	Tomate
Couve-flor	Verduras	Clara de ovo
Berinjela	Pimentão	Mel
Couve		Bagas
Espinafre		
Couve-nabo		
Nabo		
Cebola cozida		

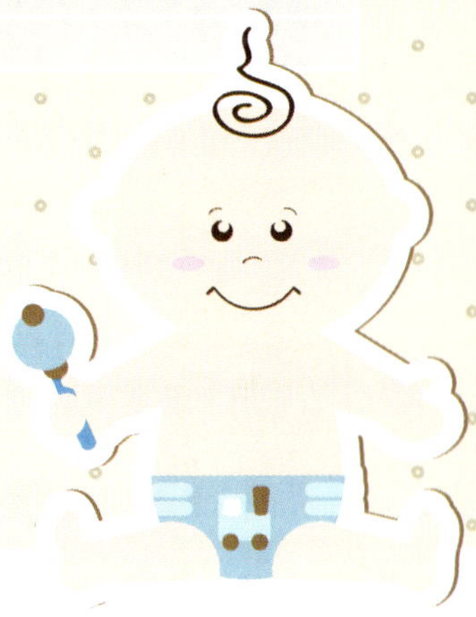

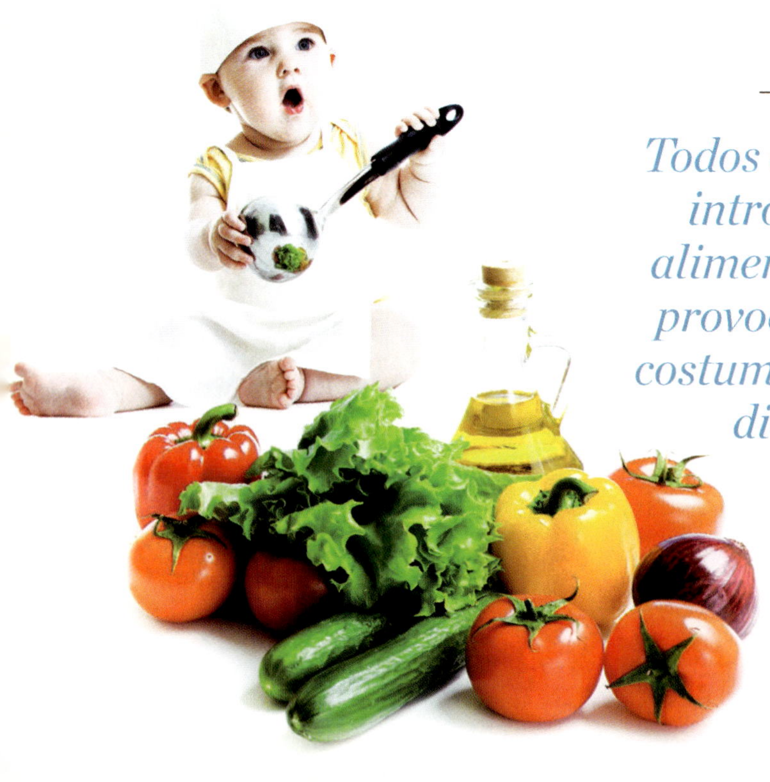

“Todos os alimentos sólidos introduzidos na dieta alimentar do bebê podem provocar alergias e estas costumam demorar alguns dias para aparecer.”

lista de compras para a dieta paleo

Você precisa elaborar uma lista de compras para Dieta Paleo que servirá para auxiliá-lo nas refeições diárias da sua família.

A lista de compras para a Dieta Paleolítica está em categorias que abrem com os alimentos que são absolutamente importantes e segue gradualmente para a base da pirâmide Paleo, até chegar aos alimentos que devem ser definitivamente evitados e nunca consumidos.

carnes

» Carne apenas de cortes magros
» Hambúrguer, carne extramagra (não mais do que 7% de gordura)
» Bife de frango
» Carne de porco magra, gordura visível aparada
» Costeletas e lombo de porco
» Bife do lombo superior
» Vitela magra

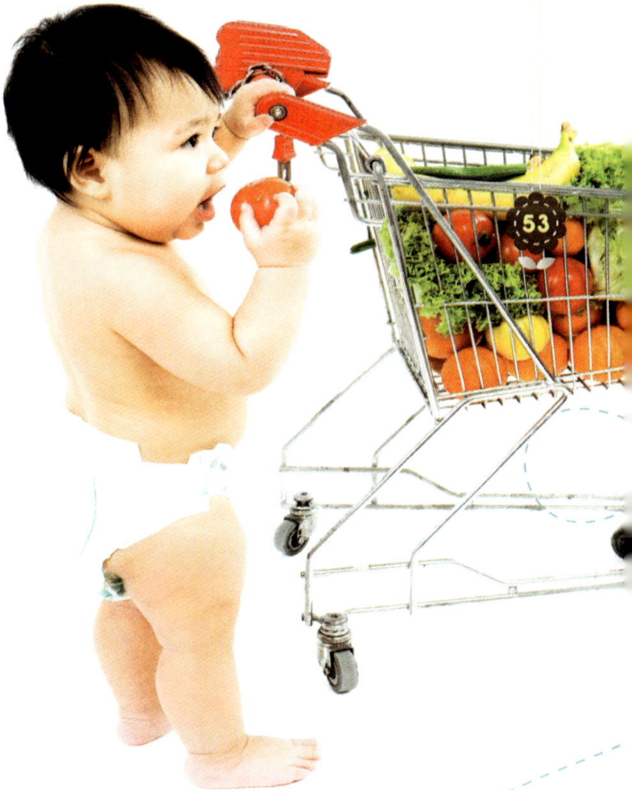

Apenas lembre-se sempre de escolher cortes magros, sem gordura, de preferência peças de carne branca.

O mar também oferece uma riqueza de opções de refeição, frutos do mar saborosos, como bacalhau, enguia, garoupa, tainha, salmão, tilápia, atum, linguado, badejo, entre tantos outros. Os frutos do mar, como os mariscos, também devem estar em sua lista de compras da Dieta Paleo, assim como caranguejo, lagostas, mexilhões, ostras, camarões.

Ovos de galinha também são bastante nutritivos; no entanto, limite-se a um máximo de seis ovos por semana.

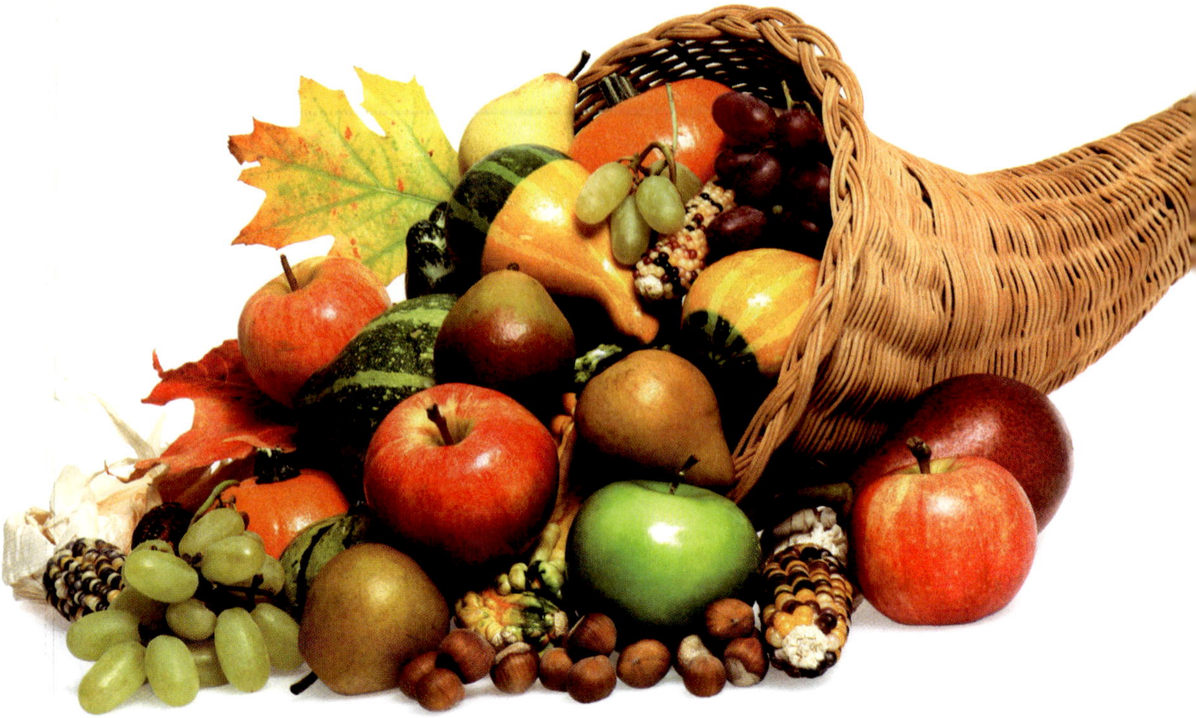

frutas e legumes

As frutas e verduras compõem uma grande parte do estilo de vida Paleo e devem tomar uma grande parte da sua lista de compras.

Maçã, damasco, abacate, banana, amora, mirtilo, cereja, figo, groselha, uva, goiaba, kiwi, limão, lichia, manga, melão, nectarina, laranja, maracujá, pêssego, pera, caqui, abacaxi, ameixa, romã, morango, tangerina, melancia: não há restrições a essas frutas.

E quanto aos legumes, utilize-os de maneira generosa e criativa. Aí estão algumas sugestões: alcachofra, aspargo, beterraba, brócolis, repolho, cenoura, couve-de-bruxelas, aipo, couve, pepino e pimentões.

> *"Na Dieta Paleo, os ovos consumidos devem ser, no máximo, seis por semana."*

Todos os alimentos listados acima são perfeitamente aprovados nas refeições da Dieta Paleo e devem compor a maior parte de sua lista de compras.

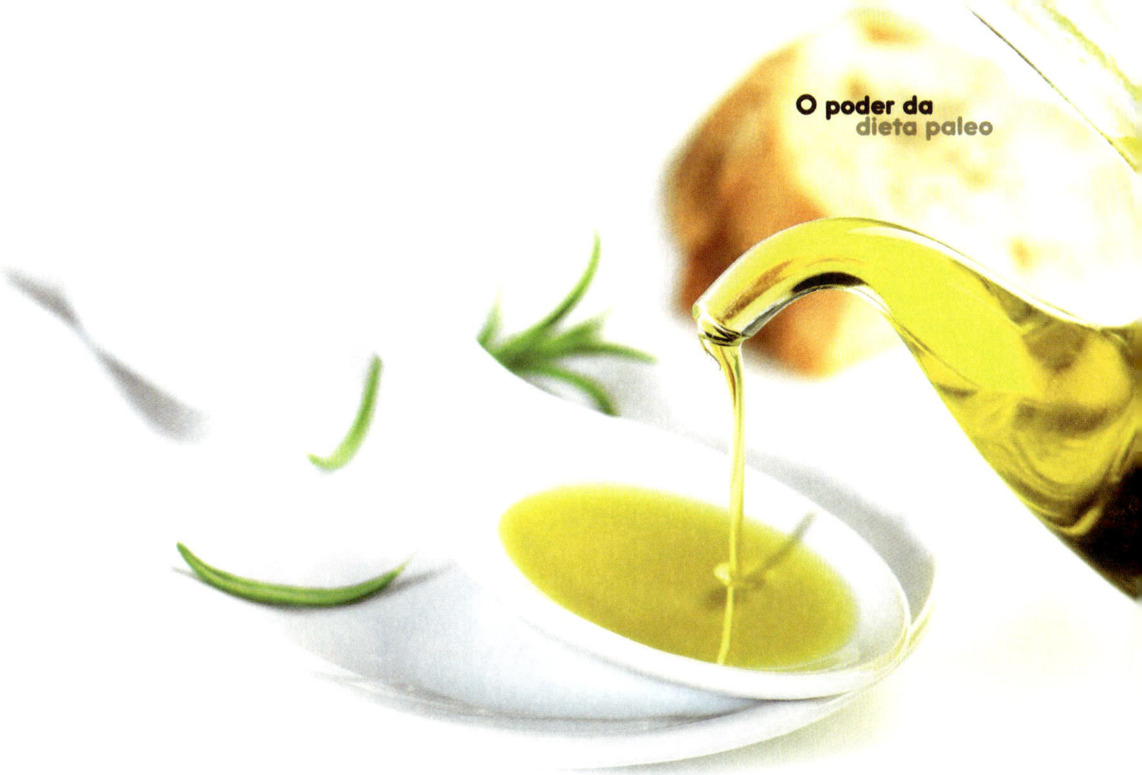

Alimentos permitidos com moderação

Os alimentos a seguir são todos aprovados na Dieta Paleo, mas eles não são tão bons como os citados anteriormente. Eles podem ser incluídos em sua dieta, porém com moderação, como algo diferente que você sente vontade de comer de vez em quando. São eles o azeite, a linhaça e a canola.

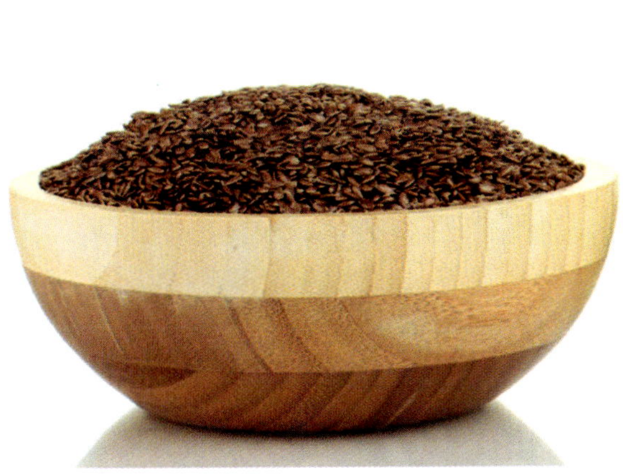

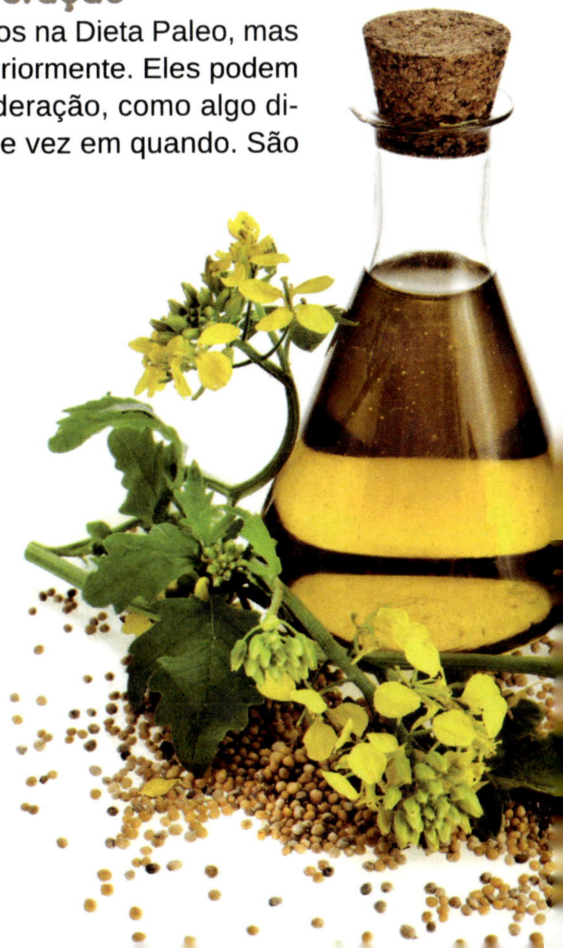

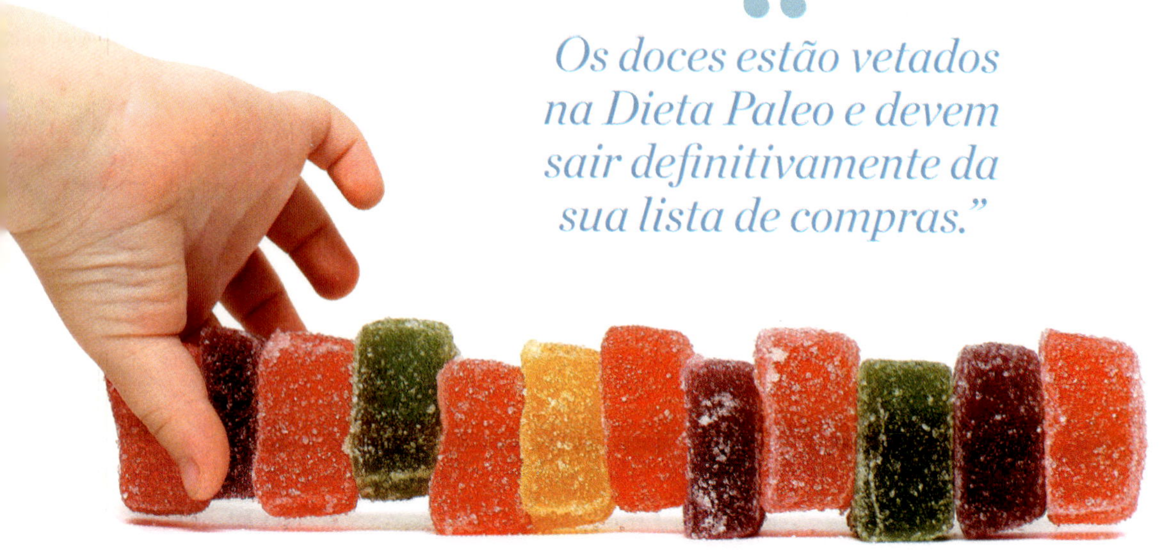

> Os doces estão vetados na Dieta Paleo e devem sair definitivamente da sua lista de compras."

E os doces?

Esse tipo de alimento é inaceitável na Dieta Paleo, não podendo constar em sua lista de compras, já que, depois de habituar-se à maneira saudável proposta pela Dieta Paleo, você realmente não irá mais pedir para comer doces.

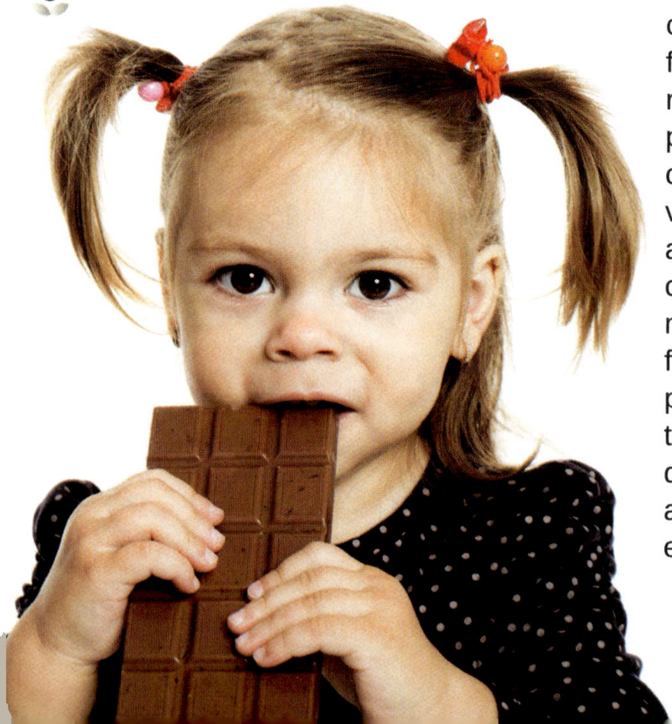

Na Dieta Paleo as pessoas consomem uma variedade de frutas frescas, como maçã, laranja, banana e uva, que compõem a maior parte das frutas consumidas. A dieta fará você valorizar e apreciar muito a aparência, o sabor, a textura, o cheiro dos alimentos, principalmente os das frutas, pois são frescas e muito variadas. Você passará a consumi-las com muito mais frequência e, uma vez que perceber isso, irá substituir aquela vontade de bolos, doces e sobremesas, por frutas.

bebê orgânico

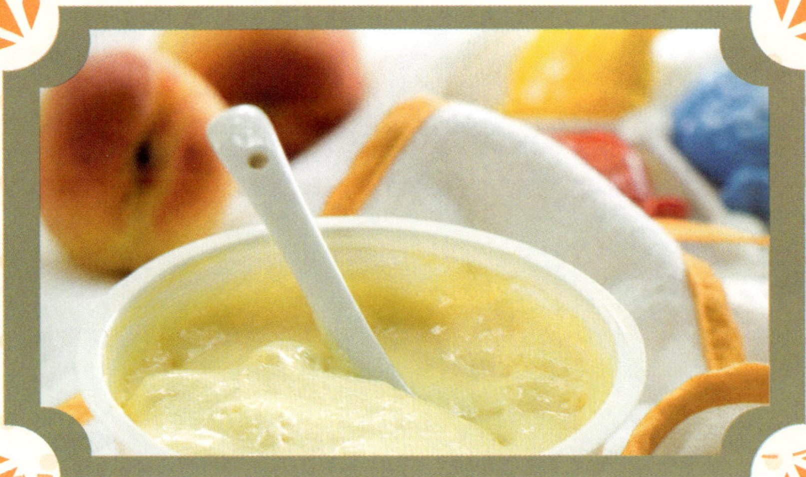

Dicas de receitas

capítulo 6

Primeiras semanas

- **Legumes: aspargo, beterraba, brócolis, cenoura, aipo...**

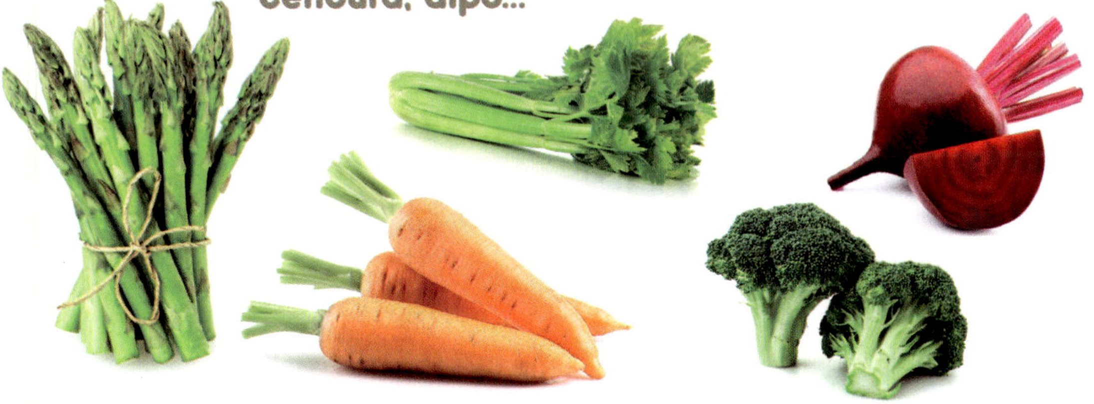

- **Frutas: mamão papaia, banana, maçã, pera...**

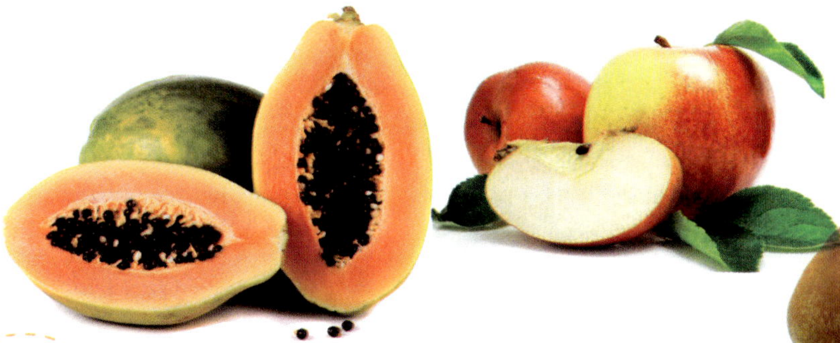

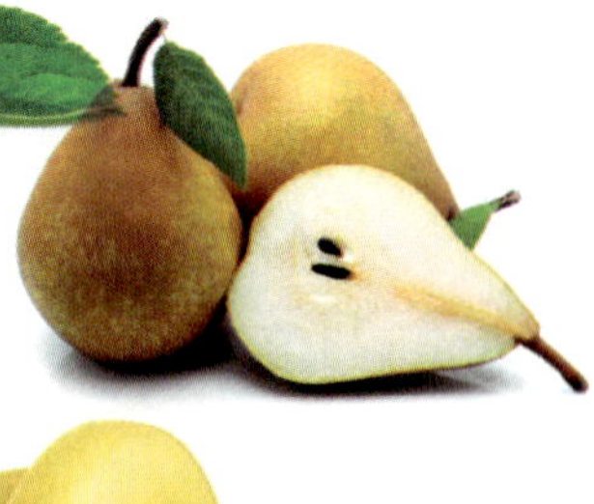

De início, lembre-se de introduzir uma a uma! Siga dessa forma por 3 a 5 dias. Se o seu bebê manifestar dor ou algo diferente no comportamento (chorar mais do que o de costume, não conseguir dormir, cuspir ou engasgar), pare de dar o alimento e substitua-o por outro da lista. Mantenha a calma e tudo dará certo!

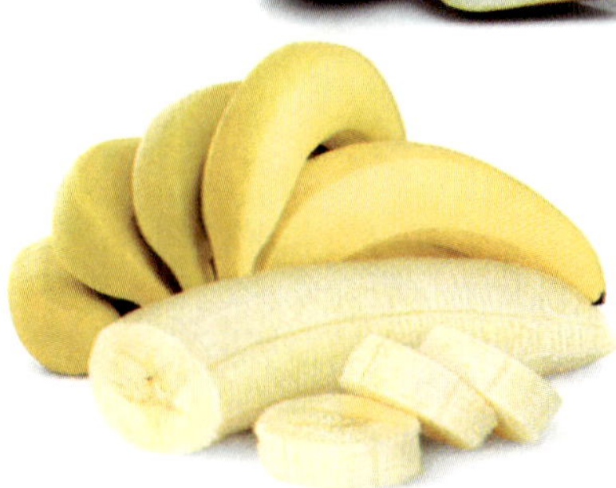

purês

no vapor

Caso não tenha uma panela para a ocasião, basta juntar o escorredor de macarrão a uma panela onde ele se ajuste nas bordas. Depois passe o alimento na peneira ou amasse-o bem com o garfo, sem deixar grumos. Prefira alimentos orgânicos para cozinhar no vapor, assim você pode cozinhá-los com as cascas.

na panela

Cozinhe em água suficiente para cobrir o alimento, com três dedos acima. Se for possível, retire a casca onde os pesticidas se acumulam em maior quantidade.

no forno

Cozinhar alimentos no forno acentua os sabores, porém leva mais tempo. Após cozinhar, corte os alimentos em fatias e amasse-os bem até formar um purê, ou passe-os no espremedor de batatas. Coloque um pouco de leite materno para dar melhor consistência e aumentar o valor nutricional.

"O leite materno deve ser adicionado às primeiras papinhas para melhorar a consistência e o valor nutricional."

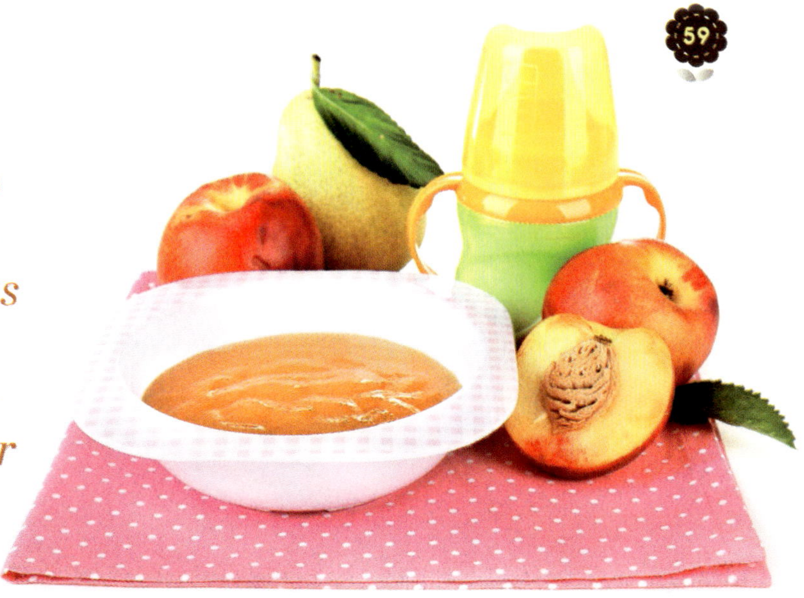

conforme a fruta escolhida, corte-a ao meio.

Raspe com a ponta de uma colher. Dê ao bebê com colher de material flexível. Evite colocar metal em sua boca, pois isso pode provocar rejeição, confundindo, parecendo que é pela fruta.

Para frutas como banana, amasse com garfo até retirar os grumos todos, ou passe na peneira; caso queira uma papinha com mais consistência basta utilizar uma peneira, sempre que desejar. Na maioria das vezes, os bebês gostam muito, parece que o sabor da papinha fica melhor.

> *"Passe a fruta na peneira para conseguir uma papinha com mais consistência."*

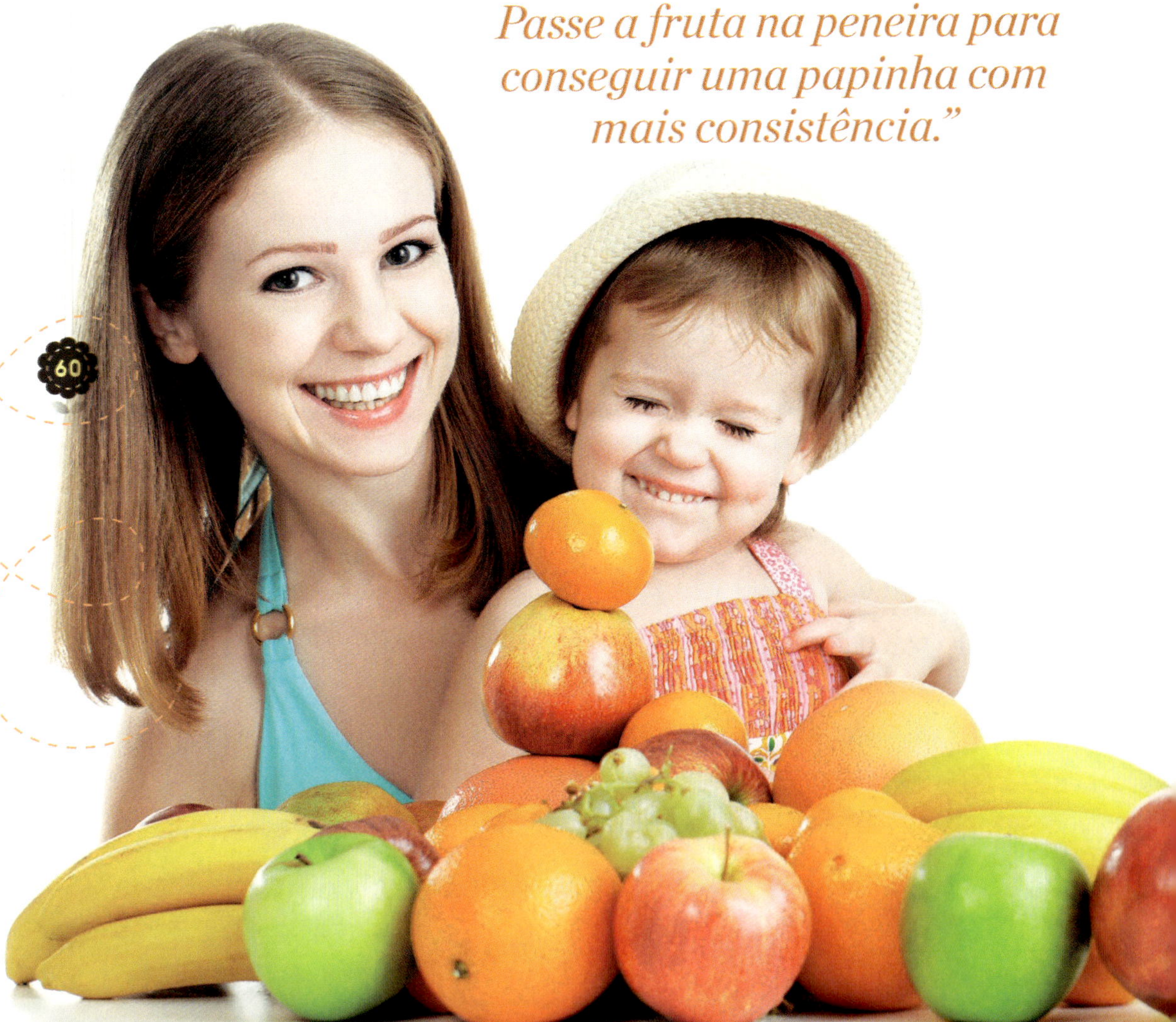

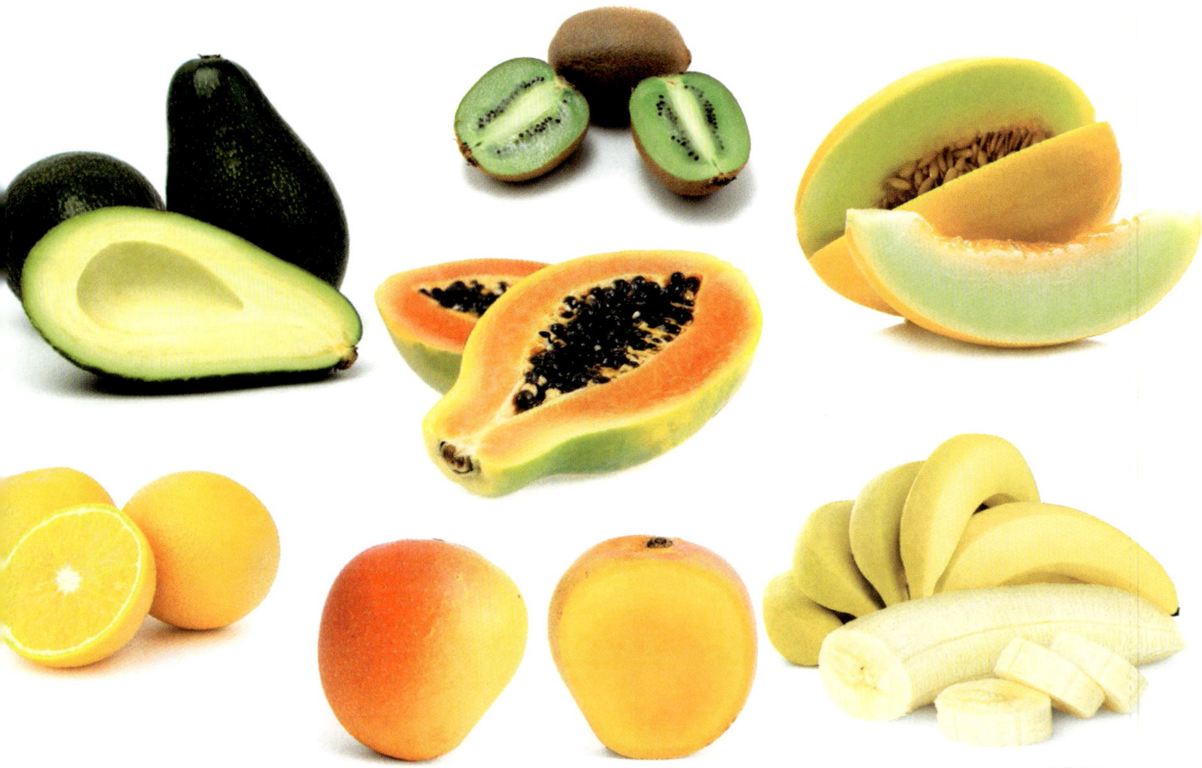

misturinhas que agradam aos bebês!

A banana é o coringa. Como serve para adoçar, você pode fazer:

» Abacate com banana-nanica madura
» Mamão com banana-nanica madura
» Maçã com banana
» Maçã com manga
» Kiwi com melão
» Manga com laranja-lima
» Manga com banana

Passe na peneira ou amasse, peneire e misture.

para depois da introdução, do um a um!

O bebê já conheceu os novos sabores, então consegue reconhecer a colher, o pratinho, o cadeirão... hora de partir para a próxima etapa, com mais ingredientes na panela.

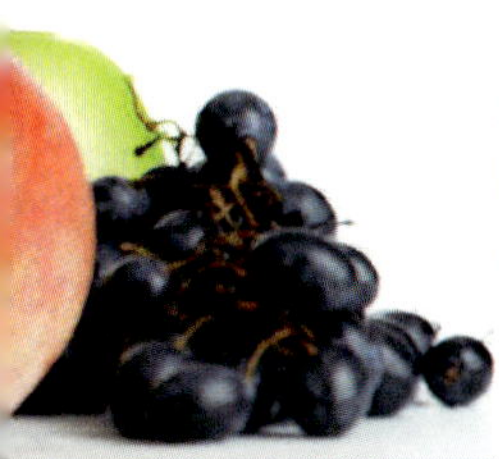

papinha de cenoura e alface

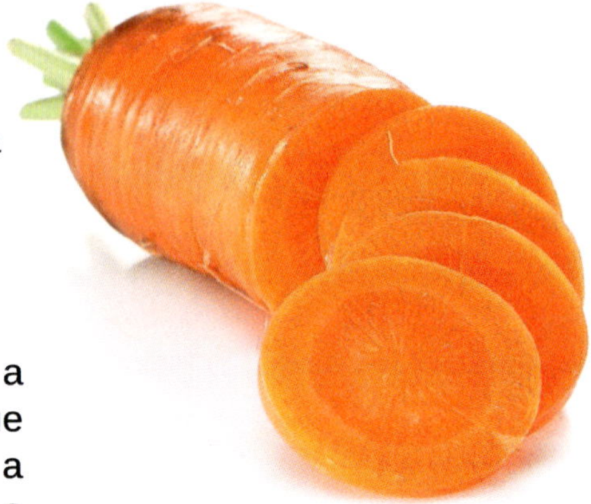

ingredientes

» 1/2 cenoura média
» 2 folhas de alface
» 1 pedaço pequeno de cebola
» 1 colher (sobremesa) rasa de salsa picadinha

modo de preparar

Cozinhe a cenoura, a alface e a cebola em água filtrada até que a cenoura fique macia. Tire a casca da cenoura e amasse-a com um garfo, juntamente com a cebola e a alface. Acrescente a salsa.

"Faça papinhas com os ingredientes mais macios, use as folhas mais tenras, a cenoura deve ser bem fresca."

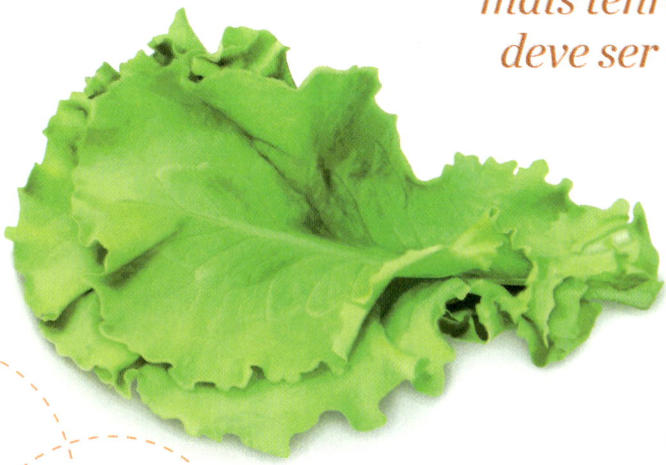

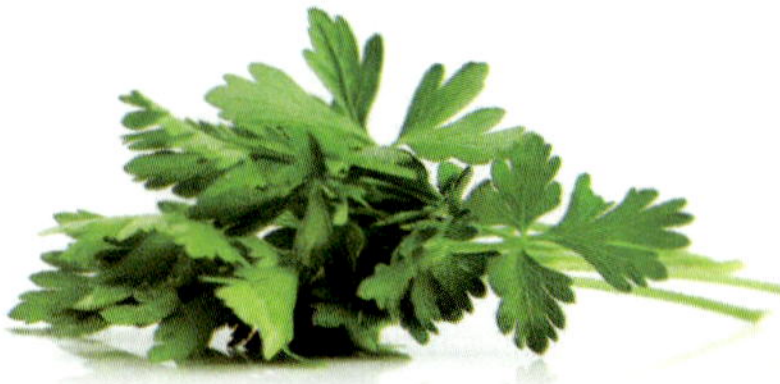

papinha de cenoura com couve

ingredientes
- » 1/2 cenoura
- » 1 folha de couve tenra e picada
- » 1 pedaço pequeno de cebola

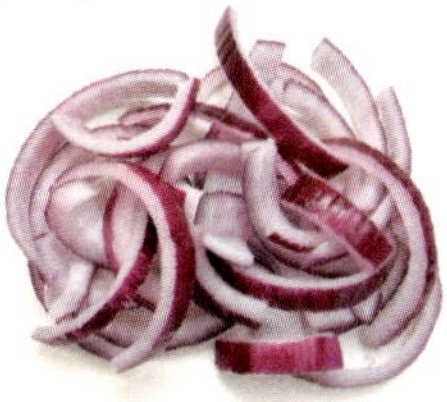

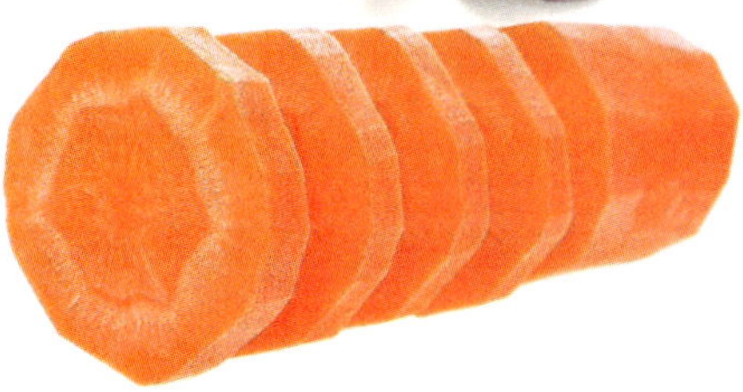

modo de preparar
Ferva um pouco de água filtrada; quando a água entrar em ebulição, ponha os ingredientes para cozinhar, até ficarem bem macios. Descasque a cenoura e amasse-a junto com a couve e a cebola cozidas.

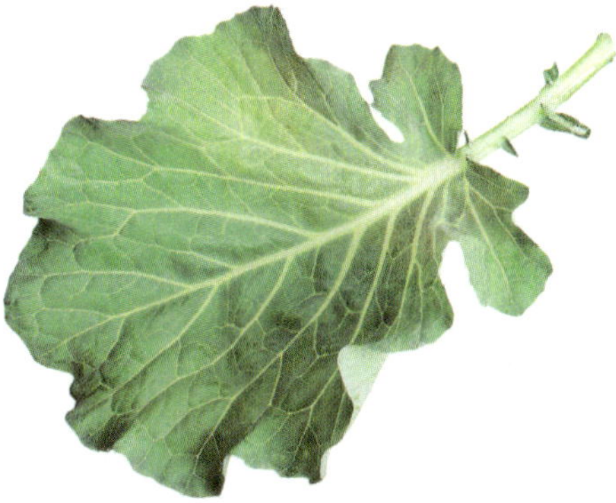

papinha de manga com banana e aveia

ingredientes
- » 1/4 manga média
- » 1/4 banana madura
- » 1/2 colher (sopa) de aveia em flocos

modo de preparar
Amasse a banana. Bata a manga com a aveia até formar um creme, depois misture com a banana amassada.

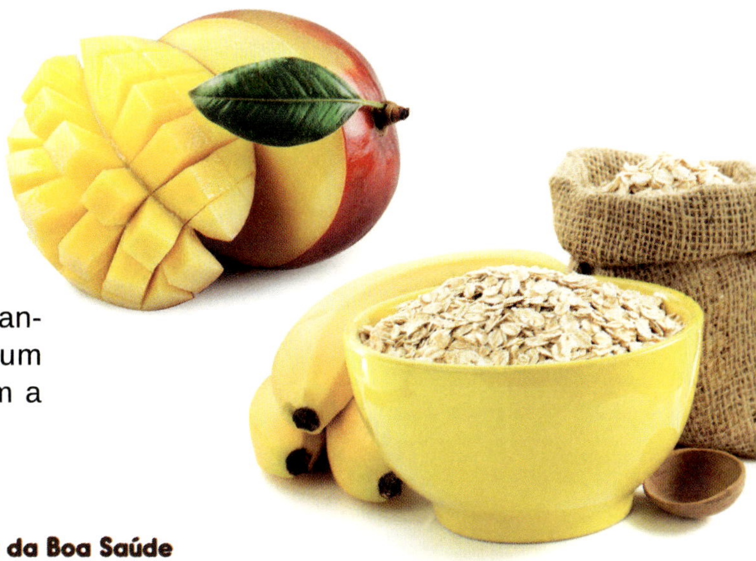

papinha de banana com morangos

ingredientes

» 1 banana em rodelas
» 1/2 xícara (chá) de morangos

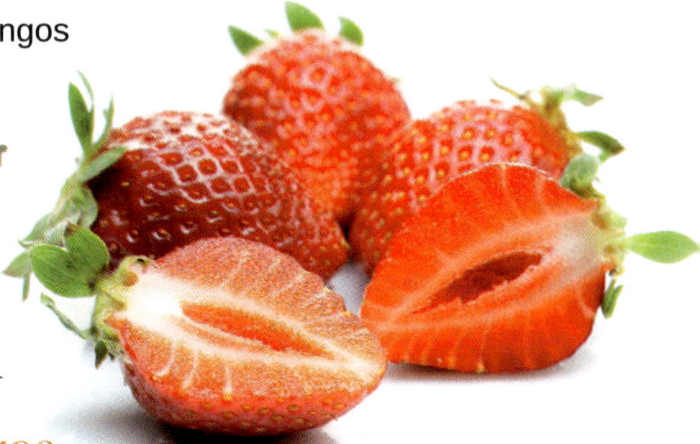

modo de preparar

Bata bem. Prontinho!

> *"Compre morangos pequenos e médios, pois são melhores e mais saborosos do que os grandes."*

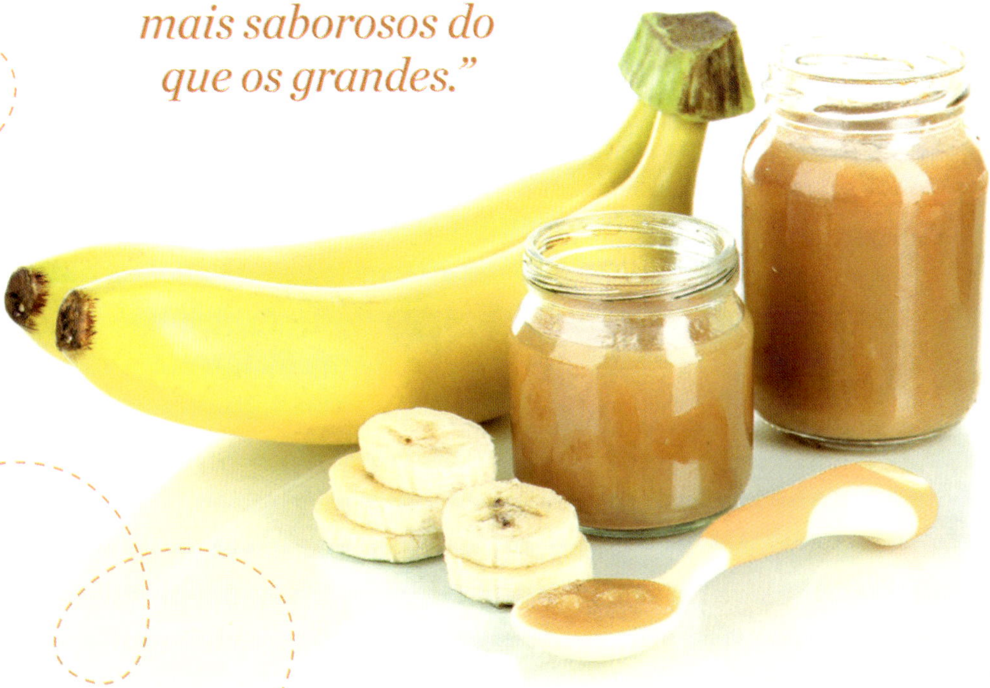

papinha de beterraba com repolho e agrião

ingredientes

» 1/2 beterraba
» 2 folhas de repolho
» 2 folhas de agrião
» 1 pedaço pequeno de cebola
» 1 colher (sobremesa) rasa de salsa picadinha

modo de preparar

Coloque um pouco de água filtrada para ferver e, depois que a água entrar em ebulição, ponha os ingredientes para cozinhar, menos a salsa. Quando estiverem bem macios, retire a casca da beterraba e amasse-a, com os demais ingredientes cozidos. Por fim, junte a salsa picada.

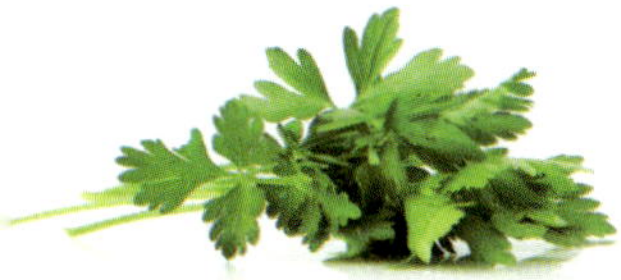

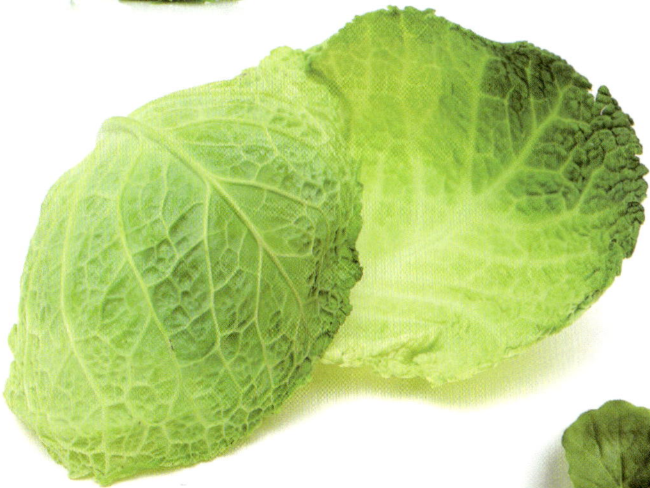

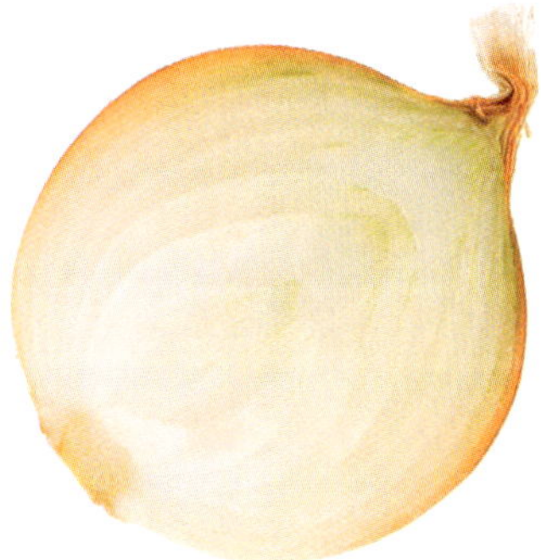

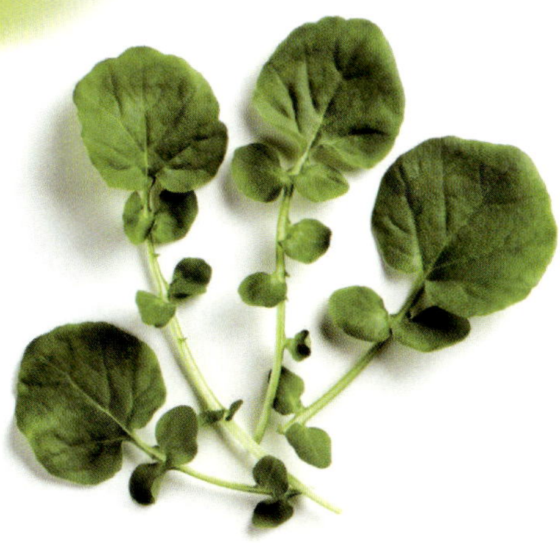

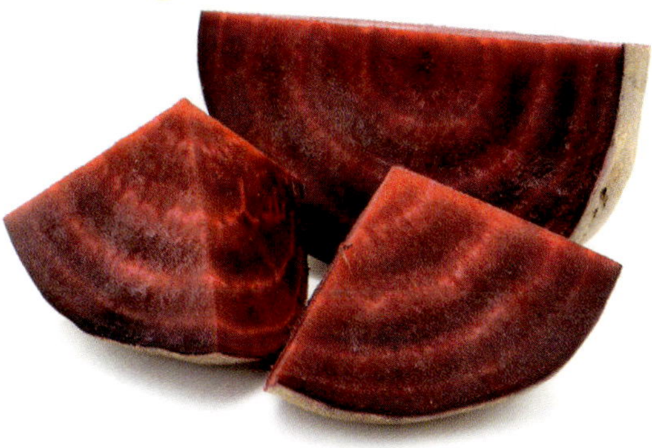

papinha de banana com iogurte

ingredientes

- 30 ml de iogurte natural caseiro
- 1/2 banana em pedaços

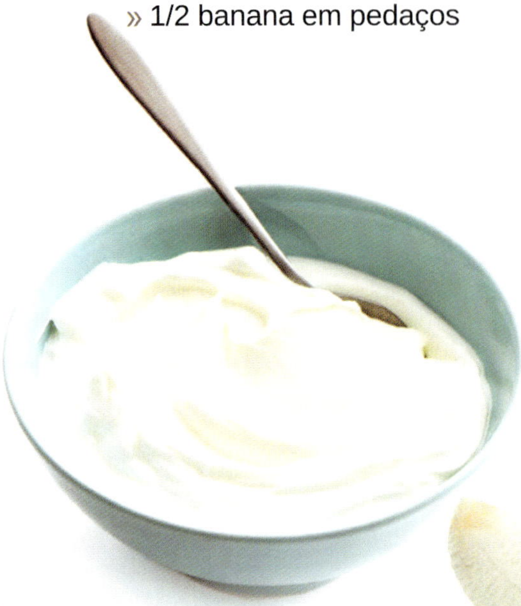

modo de preparar

Amasse a banana e misture com o iogurte às colheradas. Pode colocar cacau em pó para dar mais sabor. Outras frutas podem ser usadas para misturar com o iogurte, fazendo papinha de iogurte com mamão, papinha de iogurte com morangos (orgânicos, de preferência), iogurte com manga, iogurte com caqui etc.[20]

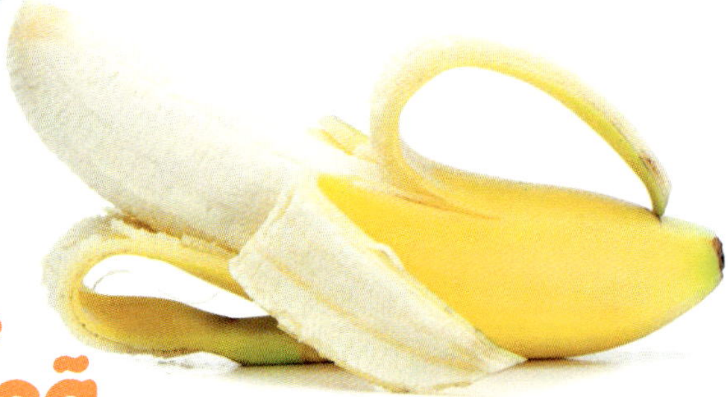

compota de maçã

ingredientes

- ½ xícara (chá) de avelãs
- 2 colheres (sopa) de leite de coco
- 1 maçã
- 4 – 6 uvas

modo de preparar

Coloque as avelãs em um processador de alimentos. Adicione o leite de coco e maçã. Bata em alta velocidade por 10 segundos. Adicione as uvas e pulse 5 vezes.

20 Alimentação Infantil – Cartilha de Orientações para os Pais – Org. Cristiane Ap. A. A. Machado – Nutricionista Prefeitura Curitiba – Guia Alimentar para Crianças Menores de 02 anos.

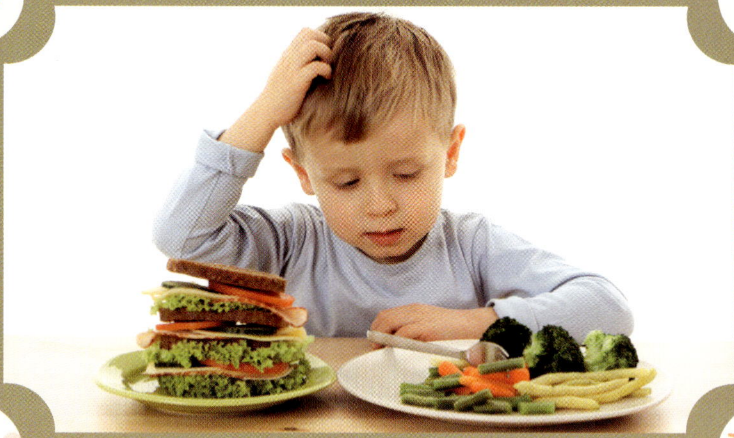

mitos

5 enganos sobre a dieta paleo que muitas pessoas cometem

capítulo 7

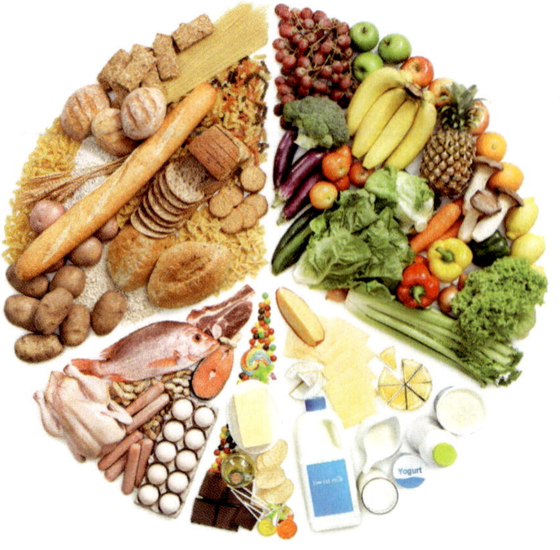

Claro que, mesmo que por enquanto não tenha tanta disposição para iniciar a Dieta Paleo, você já ouviu falar um bocado dela.

Bem, se o seu contato com a Paleo foi somente através da mídia popular, é bem provável que muito do que ouviu esteja errado. Neste artigo esclarecemos alguns pontos de cinco dos mitos mais comuns acerca da Paleo.

1 nossos ancestrais paleolíticos morriam todos antes dos 30 anos de idade.

Críticos da Paleo costumam criticá-la neste sentido: "Por que deveríamos adotar a dieta de nossos ancestrais, uma vez que a expectativa de vida deles era de 30 anos?" Embora seja verdade que o tempo de vida de nossos antepassados paleolíticos era em média mais curto do que o é hoje, essa medida não leva em conta os desafios significantes que aqueles ancestrais tinham de encarar, que hoje em dia, na vida moderna, inexistem. E os desafios incluem as taxas altas de mortalidade infantil, guerras tribais e violência, a exposição aos elementos da natureza e a falta de cuidados médicos.

Estudos mostram que quando esses desafios são levados em conta, nossos ancestrais viviam vidas quase tão duradouras quanto as nossas. O importante é que eles chegavam àquelas idades sem desenvolver doenças crônicas ou inflamatórias que nos afetam hoje, como diabetes, obesidade ou doenças do coração.

2 paleo é uma "dieta da moda".

Bem, aí é uma questão simples de interpretação lógica. Se a Paleo é uma moda, então ela é a moda que perdura por mais tempo na história. O fato é que os humanos viveram da Dieta Paleo a maior parte de sua história evolucionária. Foi somente nos últimos milênios de sua existência que os humanos desenvolveram a agricultura e passaram a se alimentar de grãos, legumes e a beber leite e álcool em quantidades significativas. E apenas nos últimos séculos, com a revolução industrial, o consumo de alimentos refinados como açúcar, farinhas e óleos de sementes industrializados se tornou comum. Então, "moda", por comparação, seria a nossa dieta moderna.

Na verdade, a Paleo é uma dieta nutritiva, com base em alimentos naturais, cientificamente válida, testada através das eras e segura para a nutrição. Talvez o mais importante, ela assegura resultados fantásticos para aqueles que objetivam perder peso e o bem-estar, também prevenindo e até mesmo revertendo algumas doenças.

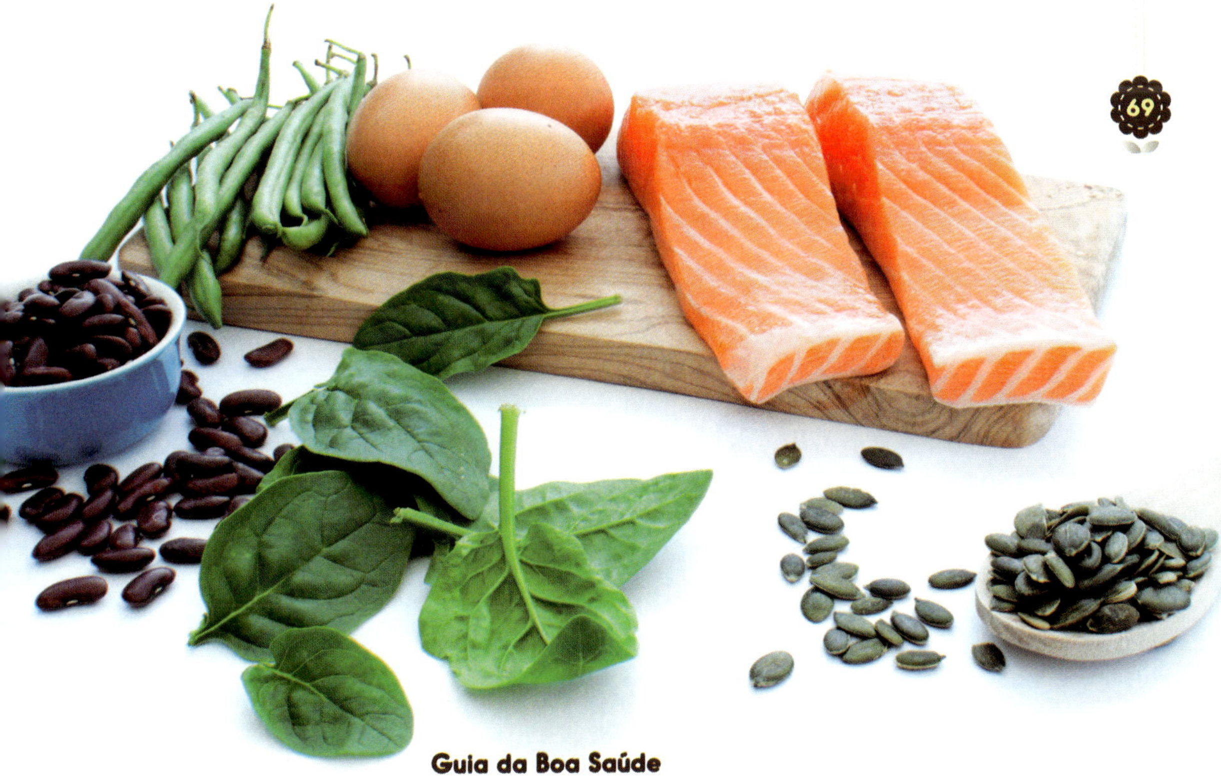

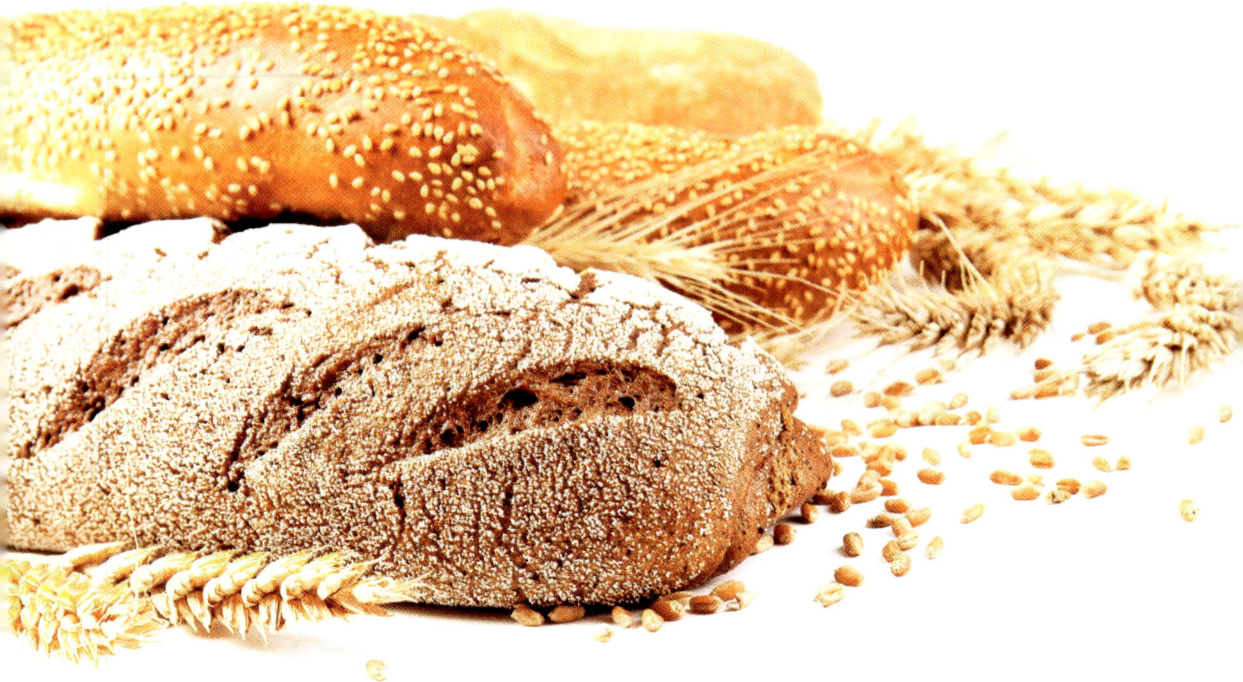

3 cereais integrais são "superalimentos" necessários para a saúde.

É frequente se ouvir que os nutricionistas rejeitam a Dieta Paleo porque ela dispensa os grãos integrais, uma vez que os grãos são superalimentos que são essenciais para a saúde humana. Além do fato de que a humanidade se deu perfeitamente bem sem os grãos por 2 milhões de anos, tempo em que ela existiu antes da agricultura, estudos mais recentes indicam que os grãos formam um dos grupos alimentares de menor densidade nutritiva. Em um estudo publicado no *Journal of Nutrition* em 2007, os pesquisadores examinaram sete grupos maiores de alimentos e 25 subgrupos, caracterizando a densidade nutricional desses alimentos tendo como base a presença de 23 nutrientes qualificados (incluindo vitaminas, minerais e proteínas). Eles descobriram que todas as formas alimentares, carnes, peixes, aves, nozes, sementes, legumes, frutas frescas, laticínios e leguminosas tinham mais densidade nutricional do que os grãos integrais.

4 paleo é uma dieta feita de carne, somente.

A grande mídia gosta de retratar a Dieta Paleo numa versão cartum dela mesma, completa, com homens das cavernas devorando grandes porções de carne, porém o que acontece é que, em uma típica refeição Paleo, o que se vê são dois terços (ou mais) de vegetais, frutas e nozes/sementes. Vale lembrar que, ao contrário do que se diz, a carne vermelha não provoca câncer nem doenças coronárias. De fato, a carne vermelha é um dos alimentos mais saudáveis que você pode consumir. Mesmo assim, é perfeitamente possível seguir uma Dieta Paleo sem comer nenhuma carne deste tipo. Basta optar por peixe, frutos do mar e ovos como fonte de proteína.

"Ao contrário do que diz a grande mídia, apenas um terço ou menos de uma refeição Paleo é feito de carne."

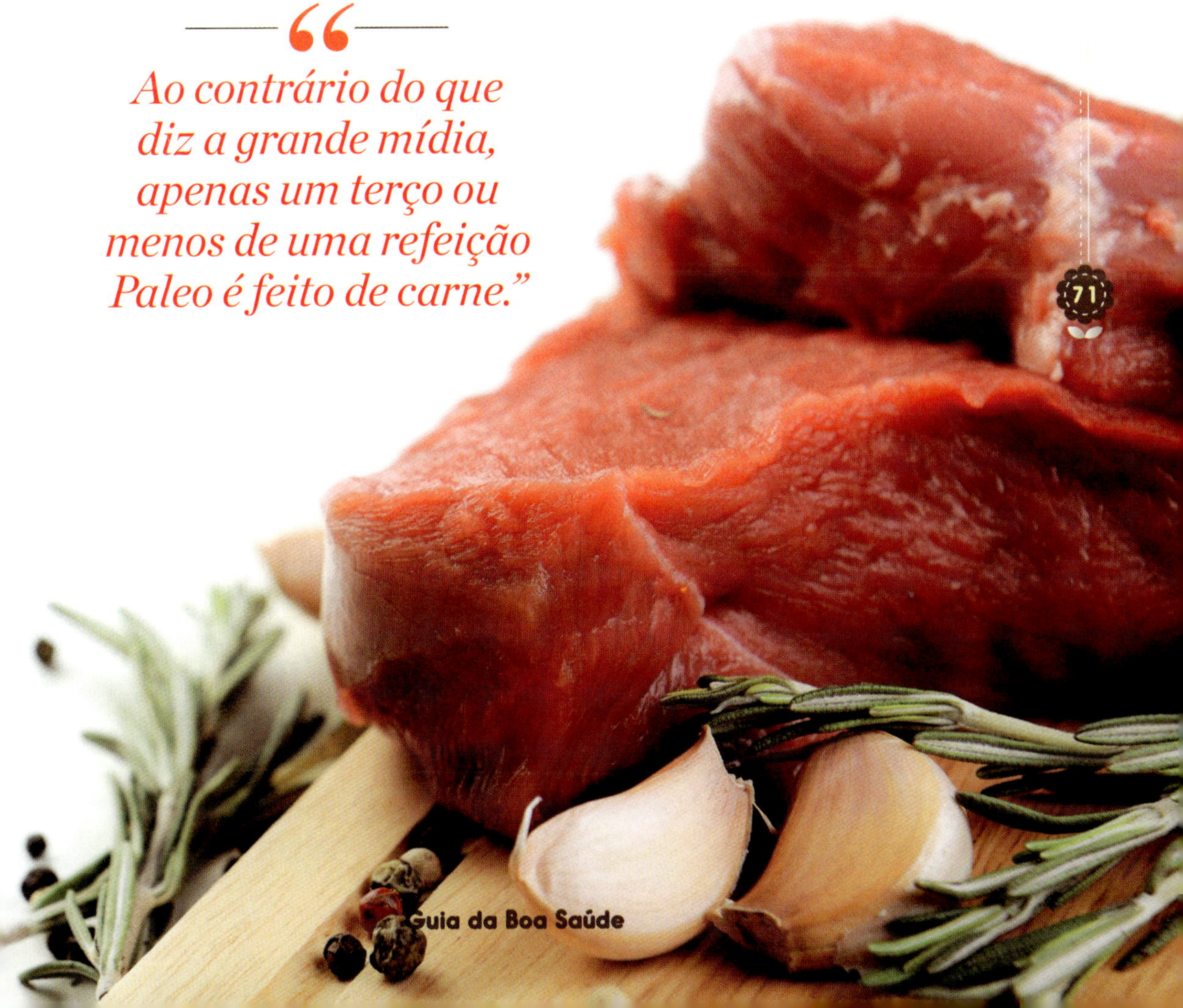

a paleo está dando certo com você?

Só há uma maneira de responder, e não tem nada a ver em como sua roupa justa está vestindo no seu corpo. O verdadeiro indicador do sucesso de sua dieta é como você está se sentindo fisicamente.

♥ *Você se sente com energia.*

Não há o que questionar. Se você está comendo corretamente, você está com energia plena. Você vai acordar naturalmente; vai passar o dia inteiro sem precisar de cafeína ou estimulantes.

♥ *Você está alegre.*

Sim, sua alegria tem correlação com os alimentos que escolhe para comer. Como se dá isso? Se o seu corpo está nutrido, você vai se sentir melhor mental e fisicamente. Ao comer uma boa dieta, você vai evitar aquelas situações de instabilidade mental, com o humor piorando por qualquer motivo e até sem motivo e com um "nevoeiro" no cérebro.

♥ *Sua digestão está ótima.*

Um corpo saudável excreta regular e adequadamente. Se você está mantendo uma alimentação saudável como a Paleo, vai viver em paz com seu aparelho digestivo.

♥ *Raramente você tem reações alérgicas a alimentos.*

O hábito de comer bem e com atenção faz você conhecer seu corpo o suficiente para entender quais alimentos ele aceita ou rejeita. Assim, os sintomas indesejados por causa de comida passam a ser coisa do passado.

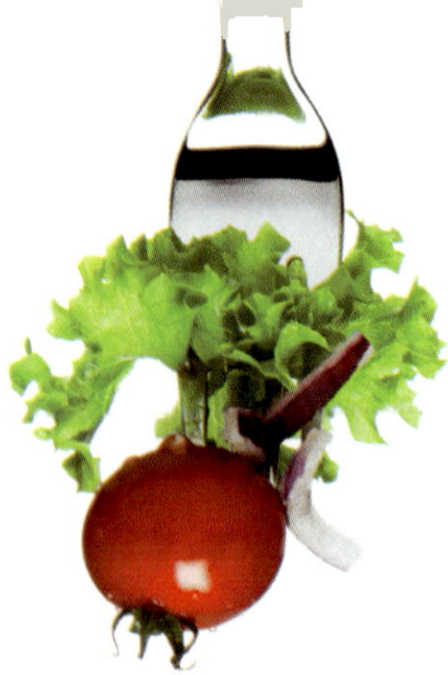

5 a dieta paleo é perigosa por causa da alta concentração de proteína.

Essa crítica é baseada na ideia de que as dietas com taxas altas de proteínas aumentam os riscos de problemas nos rins, mas você pode se surpreender ao saber que não há evidências científicas que comprovem isso. Um estudo publicado em 2005 não encontrou indicativos de que dietas com altas taxas de proteínas (acima de 0,14 g de proteína por quilo de peso corporal por dia) aumentem os riscos de doenças em pessoas sem problemas preexistentes nos rins.

E mais, a Dieta Paleo não é necessariamente uma "dieta com altas taxas de proteínas". Ela pode ir de baixa proteína (cerca de 10% das calorias) para alta proteína (25% das calorias) dependendo das necessidades individuais. (Como referência, uma dieta com nível médio de proteína seria algo em torno de 15% das calorias.)

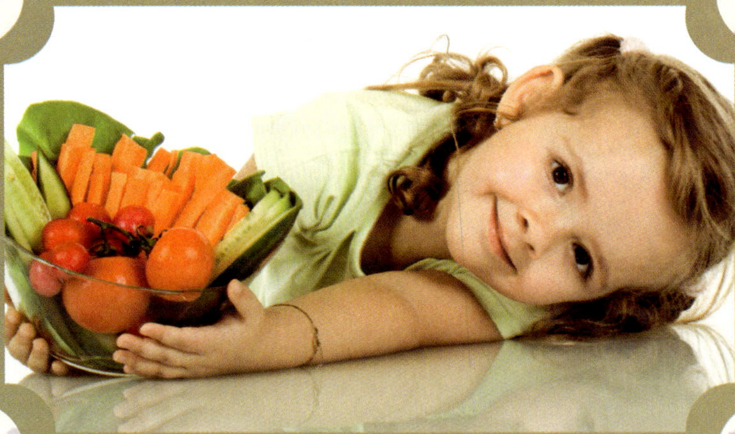

O que é importante saber sobre a dieta paleo

capítulo 8

saiba mais sobre a dieta que está revolucionando a nutrição

Comer feito um Homem de Neandertal? Isso não soa bem à primeira vista, mas a chamada Dieta Paleo – influenciada pela forma como os nossos ancestrais caçadores e coletores comiam – tornou-se cada vez mais popular ao longo dos últimos anos.

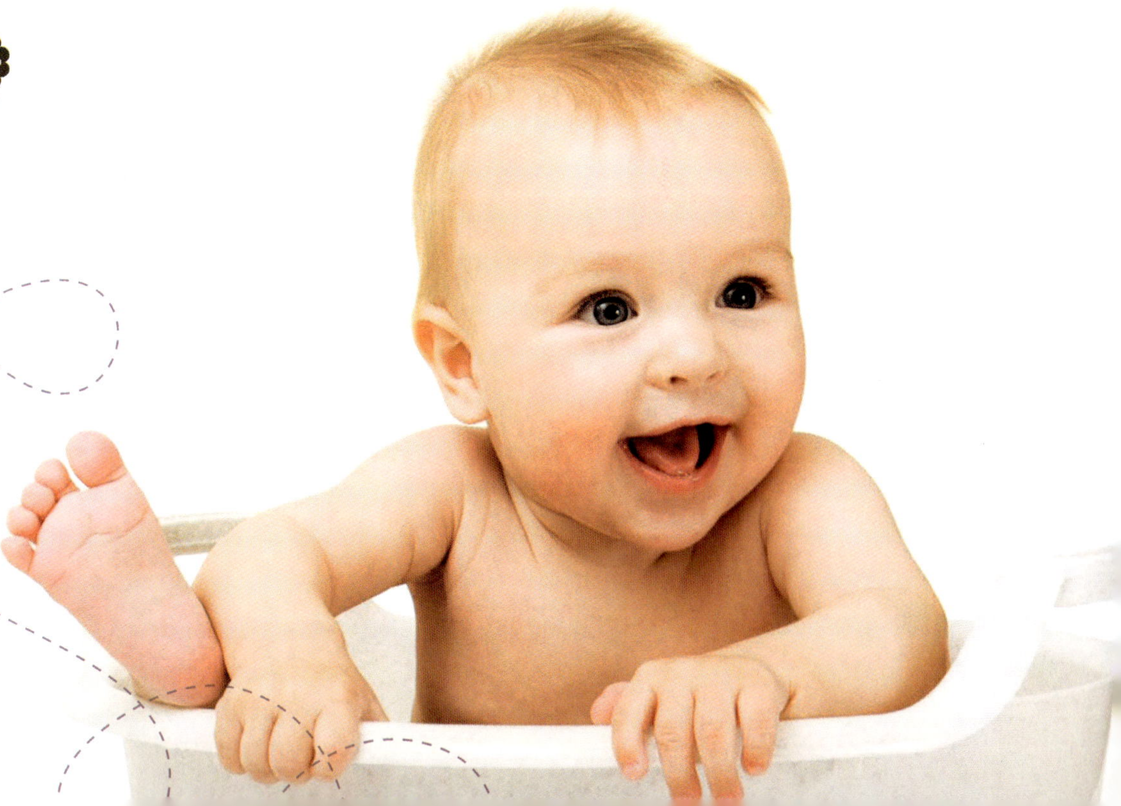

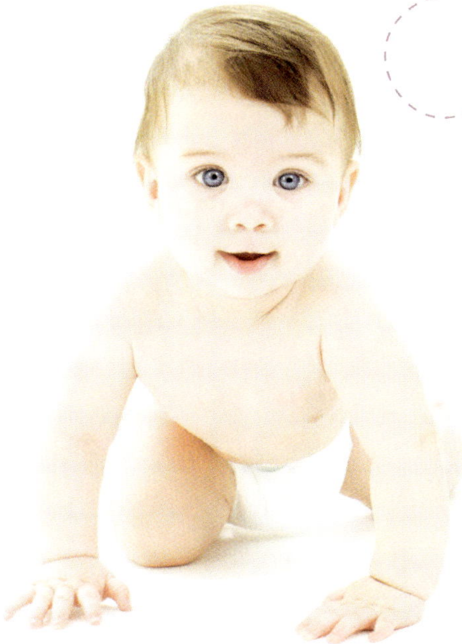

Há uma série de equívocos sobre a dieta e algumas discordâncias entre aqueles que a divulgam e a seguem, mas, em sua essência, é uma dieta à base de proteína saudável animal, nozes e vegetais, com algumas restrições quanto a grãos e legumes, óleos de sementes e frutas com alto teor de frutose.

> *"É uma maneira hipoalergênica de comer, com nutrição densa."*

Diz Sarah Ramsden, uma nutricionista canadense entusiasta da Paleo. Ela mudou sua dieta depois de receber um diagnóstico de esclerose múltipla, uma doença autoimune, há cerca de cinco anos. Um ano depois de ser diagnosticada, Sarah Ramsden recusou a medicação para a sua condição.

> *"Eu não estava realmente querendo ou disposta a ser a medicada para o resto da minha vida."*

Em vez disso, ela aderiu à Dieta Paleo, e diz que a nova alimentação mudou sua saúde tremendamente para melhor, algo que a inspirou a estudar nutrição e a levou para sua carreira atual.

13 coisas importantes que você deve saber antes de se decidir pela dieta paleo

Alguém que está considerando mudar radicalmente sua dieta deve, antes de tudo, falar com seu médico, e ninguém deve mudar a medicação recomendada sem antes consultar o conselho profissional específico para a sua situação de saúde pessoal. Mas, enfim, se você está se perguntando se a Dieta Paleo pode ser boa para você, aqui estão 13 coisas importantes que deve saber antes de dar o primeiro passo, ensinamentos vindos de Sarah Ramsden.

> *"Antes de aderir à Dieta Paleo, você deve consultar um médico, pois vai mudar radicalmente sua rotina alimentar."*

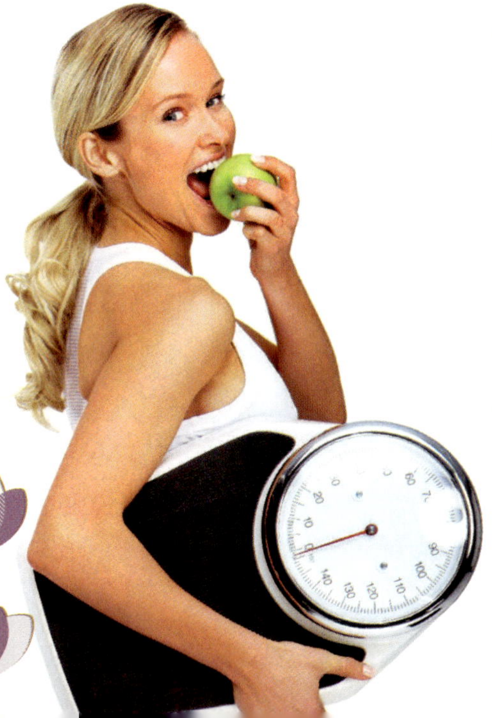

1 Sim, a Dieta Paleo envolve comer carne, mas isso não significa que você só vai comer carne e ovos em cada refeição. A proteína é importante, mas sua dieta deve incluir carboidratos saudáveis e gorduras também. Você realmente só precisa comer tanta proteína quanto necessita para repor as energias e sentir boa disposição no dia a dia.

2 Pode ser mais fácil para o sistema digestivo. Muitas pessoas sentem uma melhora significativa nas funções digestivas quando migram para uma Dieta Paleo, talvez porque envolva o corte de laticínios e grãos.

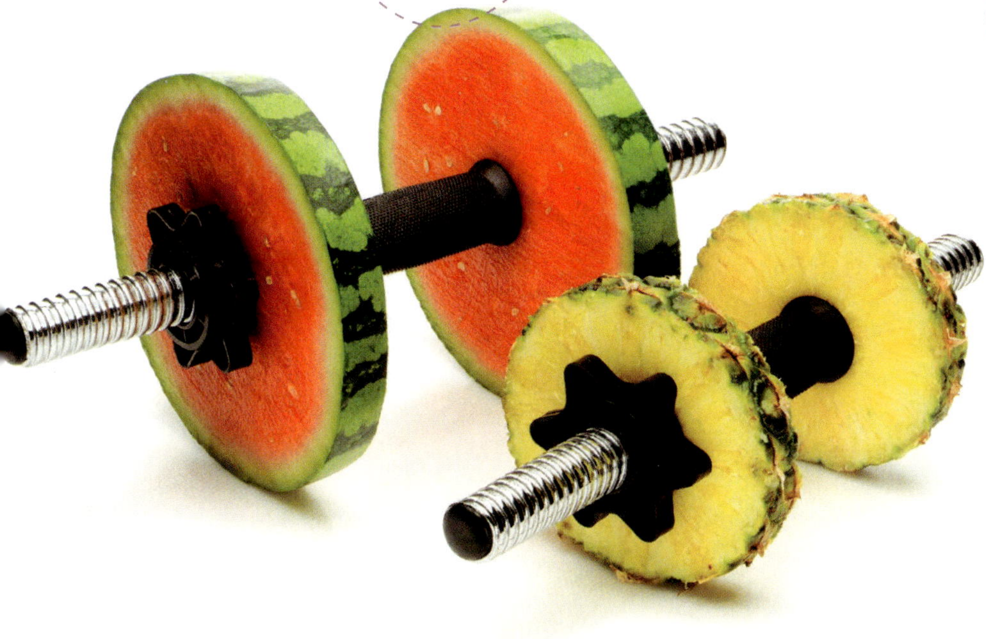

As pessoas reclamam que sofrem de inchaço persistente, gases e desconforto geral, melhorando desses sintomas com a Paleo, com a eliminação de grãos, legumes e laticínios.

3 É mais do que apenas uma dieta. Trata-se de adotar um estilo de vida novo. Por exemplo, o emagrecimento e a atividade física são incentivados. Há um foco no aumento da energia e em dormir um sono de qualidade para garantir uma saúde ótima. E o estresse é outra área onde é feito um trabalho para administrá-lo.

4 A Paleo pode ajudar com os problemas de saúde autoimunes. A esclerose múltipla reduz com a adoção dessa dieta, então há alguma evidência de que pode ajudar no combate a outras doenças autoimunes também.

5 Com a Dieta Paleo, você não tem que participar de um programa de exercícios intensos que incide sobre a força, resistência e flexibilidade, como se imagina. Os que fazem exercícios dessa natureza optam pela Paleo por uma variedade de razões, mas você não tem de acompanhá-los nesse tipo de atividade física.

6 Ela pode ajudar com sua energia. Quando você cortar os carboidratos refinados e o açúcar, o seu metabolismo poderá tornar-se mais estável, o que significa que você vai ter uma oferta mais constante de energia. É o tipo de dieta para realmente oferecer energia constante ao longo do dia.

7 A Paleo pode ajudar a combater a vontade de consumir açúcar. Você está sempre pensando em uma barra de chocolate? A Paleo incentiva um modo de comer que mantém estável o açúcar no sangue e elimina a ansiedade pelo açúcar, que é uma coisa muito incômoda.

8 Você pode fazer uma experiência. Você pode adotar a Paleo por 30 dias e observar os resultados e decidir segui-la (ou não) a partir daí. Segundo os nutricionistas que apoiam a Paleo, com esse tempo já dá para sentir a melhoria do metabolismo, a ampliação da energia, dentre outros benefícios.

9 Na Dieta Paleo, as gorduras que você come são saudáveis. Sim, existem gorduras em alguns dos alimentos mais comuns na Paleo, como, por exemplo, nos ovos, porém são gorduras saudáveis – as gorduras vindas de animais particularmente saudáveis, criados e alimentados naturalmente, também são saudáveis.

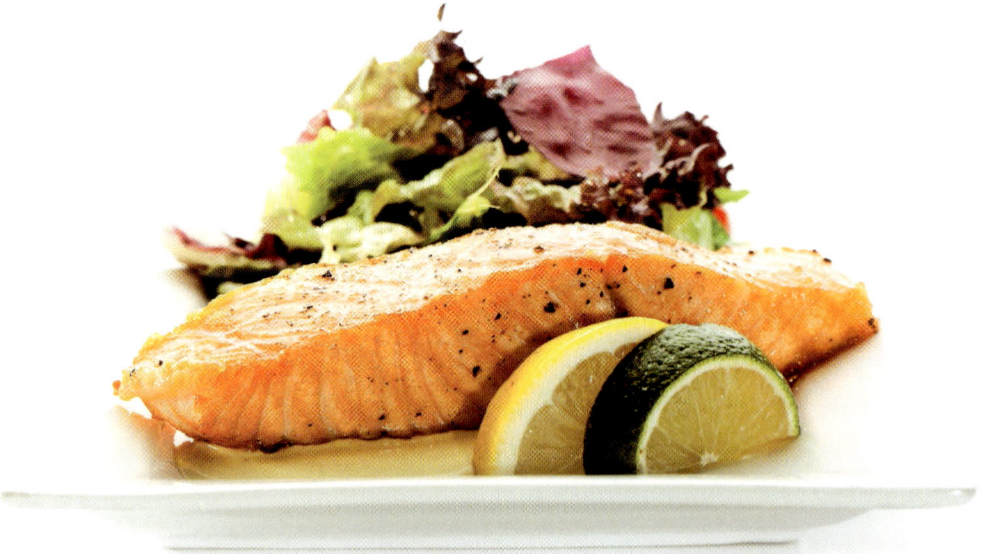

10 Você deve adicionar alimentos fermentados. Os alimentos fermentados, como chucrute (conserva de repolho fermentado) e picles, são um ótimo complemento para a Dieta Paleo. Quando os alimentos são deixados para a fermentação, eles são "pré-digeridos" pelas bactérias boas e leveduras encontradas naturalmente na superfície deles. Com a fermentação, os açúcares e amidos são quebrados, tornando mais fácil a absorção dos nutrientes. A comida fermentada efetivamente se torna um suplemento probiótico natural e pode melhorar o funcionamento do seu sistema imunológico.

11 Você deve optar por fontes de proteína de qualidade. Não basta correr para o supermercado e adquirir os cortes de carne que estão em oferta. A gordura animal pode armazenar aditivos insalubres, como os hormônios, que podem ter sido usados para criar animais. É necessário consumir proteína de alta qualidade, de fonte confiável, e lembrar-se sempre de optar por cortes mais magros, com menos gordura.

12 A Paleo não é necessariamente uma dieta de baixo carboidrato. Sim, a Paleo envolve cortar grãos e legumes, que são fontes de carboidratos, mas isso não significa que você não terá carboidratos em sua dieta. Vegetais de raiz têm carboidratos, assim como outros vegetais, como brócolis, e algumas frutas, como as uvas. O mito do baixo carboidrato vem do fato que nós carregamos a alimentação nas massas, nos pães etc., isto é, tendemos a comer carboidratos demais para satisfazer os nossos níveis de atividade, o que tem um impacto significativo sobre a nossa saúde. Como a Paleo elimina grande parte desses alimentos ricos em carboidratos, cria-se a impressão de que ela é "uma dieta sem carboidratos".

13 É boa para os intolerantes ao glúten. A Paleo corta o consumo de trigo e cevada, que contêm glúten, então ela pode ser uma boa dieta para aqueles que precisam ou desejam evitar o glúten. É também uma maneira de ver como seu corpo responde se você remover o glúten de sua dieta.

10 Dicas para aperfeiçoar *A Paleo*

01 A Dieta Paleo é uma dieta muito simples, tão simples que não exige um regime, nem que o indivíduo fique controlando todo o consumo diário de calorias.

02 Evitar alimentos que sejam prejudiciais à saúde do ser humano, como os industrializados.

03 Não há restrições de quantidades de consumo de carnes, principalmente as magras, como frangos, peixes, ovos, frutos do mar e folhas verdes.

04 É muito importante sempre procurar carnes de animais que tenham sido criados da forma mais saudável possível, cuja procedência possa ser atestada e comprovada; animais que tenham sido alimentados com capim, recebido um mínimo de hormônios e preferencialmente criados ao ar livre.

05 Não adianta consumir carnes magras se elas forem fritas em óleo; todo o objetivo de consumo saudável seria desperdiçado; portanto, atenção à forma de preparo dos alimentos.

06 Coma peixe! Simples assim! Não há qualquer contraindicação quanto ao consumo de peixes. São alimentos ricos em vitaminas A, B, D e E, ômega 3, cálcio e ferro. Previnem a osteoporose, combatem a anemia, fazem bem para a pele e são altamente ricos em proteínas.

07 Dê preferência aos peixes gordos (como bacalhau, atum e salmão) e de captura selvagem. Os peixes de aquacultura têm uma má alimentação; portanto, se for possível, evite-os.

08 O leite e seus derivados não fazem parte da Dieta Paleo. As únicas exceções são os bebês, cujo consumo do leite materno deve ocorrer durante o período de amamentação.

09 Beba muita água.

10 Diga não aos refrigerantes. Sucos devem ser bebidos sem adição de processados, como açúcar e adoçantes. Não consuma bebidas alcoólicas. A maioria das bebidas consumidas deve conter zero caloria. Tome cuidado com a forma de preparo dos alimentos, dando preferência a alimentos crus.

DIRETORIA: Jorge Carneiro e Rogério Ventura; **Diretor Editorial:** Henrique Ramos; **REDAÇÃO: Editor-chefe:** Daniel Stycer; **Editores:** Eliana Rinaldi, Renata Meirelles e Thomas Nieto; **Equipe Editorial:** Maria José Batista, Adriana Cruz, Sandra Ribeiro, Débora Justiniano, Hugo Wyler Filho, Juliana Borges, Lívia Barbosa, Verônica Bareicha, Daniela Mesquita, Dalva Corrêa, Maria Flavia dos Reis e Jefferson Peres; **ARTE:** Leo Fróes, Raquel Soares, Franconero Eleutério, Julio Lapenne, Laércio Costa, Jefferson Gomes, Talitha Magalhães e Raphael Bellem; **Edição e Tratamento de Imagem:** Luciano Urbano, Reinaldo Pires e Cristian Barboza; **Diagramação:** Maria Clara Rodrigues e Evandro Matoso; **Produção Gráfica:** Jorge Silva; **Tecnologia da Informação:** Márcio Marques; **Marketing:** Bernadette Caldas (gerente), Cássia Nascimento, Patrícia Reis, Everson Chaves, Luiza Martins e Jully Anne Costa; **Controle:** William Cardoso e Clayton Moura; **Circulação:** Luciana Pereira, Sara Martins, Wagner Cabral e Alexander Lima; **EDIOURO PUBLICAÇÕES DE PASSATEMPOS E MULTIMÍDIA LTDA.** Rua Nova Jerusalém, 345, CEP 21042-235 – Rio de Janeiro, RJ. Tel.: (0XX21) 3882-8200, Fax: (0XX21) 2290-7185; **Distribuição:** DINAP Ltda. – Estr. Dr. Kenkiti Shimomoto, 1678 – Jardim Conceição, Osasco, SP. Tel.: PABX (0XX11) 3789-3000.

PROJETO E REALIZAÇÃO
CRIATIVO
MERCADO EDITORIAL

PUBLISHER
Carlos Rodrigues
DIRETORA FINANCEIRA
Esilene Lopes de Lima
AUTORA
Angela Jacobino
DIREÇÃO DE ARTE
Marcelo Almeida
EDITOR
René Ferri

SOBRE A AUTORA
Angela Jacobino

Educadora Física e Fisioterapeuta, com especialização em Fisioterapia Aquática, Terapias manuais e Pilates Clínico. Atualmente, trabalha na reabilitação de atletas junto ao Circuito Estudantil e Universitário Itaú de Tênis, na cidade de São Paulo, e como Terapeuta Manual e Instrutora de Pilates, no KStudio, na Cidade de Santos.